PUHUA BOOKS

我们一起解决问题

DELIBERATE PRACTICE FOR
PSYCHOTHERAPISTS:
A Guide to Improving Clinical Effectiveness

心理治疗师的
刻意练习

[美] 托尼·罗斯莫尼尔（Tony Rousmaniere）著

魏宏波 ◎ 译　　　谢东 ◎ 审校

人民邮电出版社
北　京

图书在版编目（CIP）数据

心理治疗师的刻意练习 / （美）托尼·罗斯莫尼尔
(Tony Rousmaniere) 著；魏宏波译. —— 北京：人民邮
电出版社，2019.7
ISBN 978-7-115-51343-4

Ⅰ. ①心… Ⅱ. ①托… ②魏… Ⅲ. ①精神疗法
Ⅳ. ①R749.055

中国版本图书馆CIP数据核字(2019)第099522号

内容提要

《心理治疗师的刻意练习》一书探讨了如何运用刻意练习来改善心理咨询 / 治疗的临床效能。

作者梳理了数十年来对不同领域的专家如何获得其所精通的技能的研究，提出任何心理咨询师 / 治疗师都有可能显著改善心理咨询 / 治疗的临床效果。然而，获得专业特长并非易事。为了改善临床效果，心理咨询师 / 治疗师必须聚焦于临床上遇到的挑战并彻底反思传统的临床训练方法。

本书介绍了一种让读者从事刻意练习的分步骤方案，以使心理咨询师 / 治疗师在整个职业生涯中改善其临床效果。本书适合处于各阶段的心理咨询师 / 治疗师在继续教育中使用，也适合心理咨询师 / 治疗师为提高自己执业效果而进行自学。

◆ 著　　 [美] 托尼·罗斯莫尼尔（Tony Rousmaniere）
　　译　　魏宏波
　审　　校　谢　东
　责任编辑　柳小红
　责任印制　彭志环

◆人民邮电出版社出版发行　　　　北京市丰台区成寿寺路 11 号
　邮编 100164　电子邮件 315@ptpress.com.cn
　网址 https://www.ptpress.com.cn
　涿州市殷润文化传播有限公司印刷

◆ 开本：700×1000　1/16
　印张：15　　　　　　　　　　　2019 年 7 月第 1 版
　字数：260 千字　　　　　　　　2025 年 4 月河北第 25 次印刷

著作权合同登记号　图字：01-2018-8717 号

定　价：65.00 元

读者服务热线：（010）81055656　印装质量热线：（010）81055316
反盗版热线：（010）81055315

东方明见心理咨询系列图书总序

　　我国的心理健康服务正迎来一个大发展的时期。2016年国家22部委联合发布的《关于加强心理健康服务的指导意见》规划了一个心理健康服务人人可及、全面覆盖的发展目标。大事业需要大队伍来做，而且还得是一支专业队伍。但目前我们面临的挑战却是，这支队伍"人不够多，枪不够快"。推进以专业化为焦点的队伍建设是当前和今后一段时间我国心理健康服务事业发展的关键工程。

　　湖北东方明见心理健康研究所（以下简称东方明见）作为心理健康领域的一家专业机构，能够为推进心理咨询与治疗的专业化做点什么呢？我们想到了策划图书，策划出版心理健康、心理服务领域的专业图书。2017年4月在武汉召开"督导与伦理：心理咨询与治疗的专业化"学术会议期间，一批国内外专家就这个想法进行了简短讨论，大家很快就形成了共识：组成一个编委会，聚焦于心理咨询与治疗的学术和实务领域，精选或组编一些对提升我国心理健康服务专业化水平有价值的著作，找一家有共同理想的出版机构把它们做出来。

　　之所以想策划图书，是觉得我们具有某种优势，能在我们熟悉的领域做出一些好书来。我们熟悉的领域自然就是心理学，尤其是心理咨询与治疗。我们的优势是什么呢？一是人，我们自己是心理学领域的人，我们认识的国外国内这个领域中从事研究、教学以及实务工作的人多，而且要认识新人也容易。二是懂，我们对这个领域中的学问和实务，对学问和实务中的问题，比一般出版人懂的多一些。有了这两条，我们就比较容易解决出书中的"供给侧"问题。至于"需求侧"，虽然我们懂的没有供给侧那么好，但也还算心中有数。尤其是我们编委会中的多位成员同时也是中国心理学会临床心理学注册工作委员会的成员，这些年他们跟政府主管部门、行业人士、高校师生以及社会大众多有互动，对中国心理学应用领域的需求、心理服务行业发展热点问题，对新一代心理学人的学习需要，都有一定了解。

我们的想法是，不求多，也不追求印数，但专业上必须过关，内容求新求精，同时适合我国心理健康服务行业的发展阶段，以积年之功，慢慢积累出一定规模。

感谢东方明见心理咨询系列图书编委会的诸君，我们是一群多年相交、相识、相爱的心理学人，我们大家对出版这个书系的想法一拍即合，都愿意来冒失一回。

感谢美国心理学会心理治疗发展学会（SAP，APA 第 29 分会）和国际华人心理与援助专业协会（ACHPPI），这两个东方明见的合作伙伴对这项出版计划给予了慷慨的支持，使我们有底气做这件相当有挑战性的事情。

感谢人民邮电出版社普华心理愿意跟我们一道，为推进我国心理咨询与治疗事业贡献自己的力量。

江光荣

2019 年 5 月 22 日

中文推荐序

刻意练习，即针对某一特定的技能，设立刚刚超过自己现有技能的递增性目标，在专家的反馈之下，通过重复练习不断提升技能。作为专业技能发展和专家级表现领域的一个概念，虽然刻意练习自埃里克森（基于其在20世纪90年代初对音乐家如何获得并发展自己的演奏技能的研究）提出至今仅仅有30多年的历史，但刻意练习的理念早在18世纪就出现在音乐教学的实践中了。在过去的30年中，随着专业技能和专家级表现这个新兴的科学研究领域的发展，刻意练习的概念和实践也被从音乐领域应用到了更多的领域，包括体育竞技、医疗操作、语言学习等，其有效性不断得到包括脑神经科学方面的研究的支持。心理咨询与治疗是一个兼顾理论与应用的学科，虽然也有近百年的历史，但刻意练习作为一种有效的提高专业技能的手段，尚未被纳入对心理咨询师和治疗师的专业训练之中。罗斯莫尼尔博士在将刻意练习应用到心理咨询师和治疗师的专业技能发展和职业成长上，做出了开创性的努力，《心理治疗师的刻意练习》对改善目前基于来访者报告的疗效不佳的现状具有重要意义。因此，能受邀为这本书的中文译本进行审校，我倍感荣幸。

在审校的过程中，这本书使我对自己作为一名咨询心理学家的各个职业发展阶段进行反思并产生强烈的共鸣：从我20多年前开始咨询心理学博士学位的学习，到后来在大学的咨询中心进行的临床咨询与治疗的工作，再到参与对心理咨询与治疗的受训者的督导和训练，我强烈感受到了作者在书中所描述的我们这个行业存在的窘境：我们重视并沾沾自喜于我们所知晓的某种咨询与治疗的理论和模型，却忽视了对咨询技能，特别是基本技能的练习和提高。我们乐此不疲地参加一个又一个关于某种技能的工作坊，却从来不会花更多的时间单独练习这些技能，就把这些技能应用到临床工作中；就像一个篮球运动员，听了某个著名篮球教练讲三分球要领，却从不在练习场练习三分球投篮就参加比赛一样。我们天真地以为，我们的咨询与治疗效果优于大多数的同行，却无视来访者的疗效数据所表明的现实：接近 50% 的来访者不会从我们的工作中受益。而当我们意识到这些问题时，却无力地发现，我们并没有解决这些问题的有效方法。阅读罗斯莫尼尔博士的这本书，让我看到了希望。虽然我们还需要更多的实证性研究来支持刻意练习在提高心理咨询师和治疗师临床有效性的效果，但目前已经发表的研究以及我个人将刻意练习应用到咨询师与治疗师的培训中所获得的经验都表明，刻意练习将有效提高咨询师与治疗师的临床技能，并且改善基于来访者报告的咨询与治疗的效果。

由于上述窘境在中国的心理咨询与治疗行业的发展中尤其明显，因此将刻意练习应用引入中国的咨询师与治疗师专业技能的发展尤为重要。但我想提醒大家的是，不要将刻意练习当成咨询师与治疗师职业成长的捷径；相反，刻意练习是心理咨询师与治疗师需要贯穿整个职业生涯的一种职业修行：你需要投入大量的时间，不断设立递增性的目标，重复地练习某一项具体的技能，这非常有可能让你感到，刻意练习是一个枯燥的过程。你需要反复研究咨询与治疗的录音录像，寻找、承认并面对自己技能不足的一面，而这对我们大多数人都是一项挑战。你需要使自己的心理与身体都一直处于一个适度紧张的状态中，即当你适应了一个阶段的紧张状态后，仍需要设置下一个紧张状态，几乎没有终点。此外，你还需要时间和金钱去寻找专家的指导与反馈。你需要一种坚韧性，使你能自我调节、坚持不懈。你更需要一种情怀，即我们做的一切都是为了我们的来访者。我经常说，心理咨询与治疗是一个需要情怀的工作。而刻意练习，应该是这种情怀的最高水平的表现吧！

感谢本书的译者，魏宏波博士，他在很多地方都有很精彩的翻译。我在审校过程中，对部分译文进行了修改，同时和原作者罗斯莫尼尔博士进行了反复的沟通和澄清，所以现在的译文应该能够准确地表达原著所要表达的意思。也非常感谢本书的责任编辑柳小红，她在编加的过程中，反复就尚不清楚的地方与我和魏博士沟通，我们为她积极、负责、力求精确的专业精神而感动。尽管如此，本书仍难免有疏漏，但想到这对我们所有人都是一个不断学习、提高的过程，况且我们和读者之间应该还有更多的机会来交流和澄清，于是也就释然了。

谢东博士

美国中阿肯色大学心理学与咨询系副教授

2019 年 4 月 15 日于美国

我（作为一名心理学初学者）：我认为治疗对凯伦（Karen）没有帮助。

我的督导师：怎么回事呢？

我：我不知道。我们拥有很好的治疗关系。但是她并没有变好。

督导师：这是为什么呢？

我：她吸毒的情况更糟糕了；她丢了工作；她的男朋友离开了她。我担心她的四岁大的儿子。我在治疗关系的基础上努力工作，进行认知重构和行为干预。但一切都没用。

督导师：我们与社工讨论一下为她的儿子获得经济和看护方面的支持，你觉得怎么样？

我：棒极了，但是我怎样才能更多地帮助到她呢？

两周之后，我的来访者① 死于吸毒过量。她的儿子则被送去寄养。

这个悲剧是一长串治疗失望的顶点。我，像所有治疗师一样（无论他们同意与否），实在太熟悉来访者陷入停滞、从治疗中脱落，甚至症状恶化的情形了。然而，我的来访者的死和她的儿子的被抛弃，令人痛苦地显示了临

---

① 为保护来访者隐私，本书介绍的所有心理治疗案例均经过修改。

床治疗失败的残酷后果。我成为一名心理治疗师，是因为我想帮助我的来访者，而不是看着他们死去。

这件事在我内心引发了一场危机——我相信这也是全世界所有（不论使用哪种治疗模型的）治疗师共同面临的危机：**我如何才能成为一名更有效的咨询师？**

幸运的是，并非我独自一人在探索。尽管我当时并不知道，但杰出的心理治疗研究者们正在与同样的困境搏斗：心理治疗领域迫切需要更有效的训练方法。在我遭遇危机的同时，这些研究者则即将发现通向卓越临床表现的一条有前途的道路：**刻意练习**（Deliberate Practice）。

本书提出，关于专业特长的科学可能有助于心理治疗师掌握技能。这门科学得到了数十年研究的支持，这些研究涉及多个专业领域，从体育运动到数学、医学及艺术。这些研究可以被浓缩为两项主要发现：第一个是好消息，即大多数人通过努力和坚持，可以达到专家级的水平；第二个是坏消息，即达到专家级水平并非易事，事实上，异常艰难。

本书内容：刻意练习

刻意练习的观念起源于 K. 安德斯·埃里克松（K. Anders Ericsson）及其同事的经典研究。他们对顶级职业音乐家用于达到专家级水平的方法怀有好奇。为了调查，他们前往德国一所著名的音乐学校，请学生们完成有关其训练活动的调查报告。埃里克松及其同事希望能发现哪些训练活动与最好的音乐家有关。

他们汇总分析这些资料后发现，只有一个变量能可靠地预测音乐家的技能水平：用于单独练习其乐器演奏的时间。进一步的探究揭示，学生并非只是简单地练习乐器演奏，而是根据具体的目标进行练习，即针对某些特定技能加以练习从而使其得以提高。而这些目标是他们每周与其老师会面期间确定的。学生参加一系列综合性的活动，这些活动的设计目的是最大限度地让学生习得技能。埃里克松认为，这些活动包括以下五点：

（1）观看他们自己的工作（练习）；

（2）获得专家反馈；

（3）设置略微超越表演者的能力的微小递增性目标；

（4）从事特定技能的反复行为演练；

（5）不断地评估他们的技能表现。

他们将这个过程称为刻意练习。值得注意的是，该音乐学校的顶级表演者进行单独刻意练习的时间累计数千小时。这个发现引出了广为人知的"一万小时定律"。该定律因马尔科姆·格拉德维尔（Malcolm Gladwell）于2008年出版的著作《异类》（*Outliers*）而流行开来，尽管掌握专业特长实际所需小时数因领域和个体而有所不同。然而，认为通过一万小时的练习就可以掌握专业特长是一个广泛的误解，其实并不准确：一万小时的**单独刻意练习**是掌握专业特长所需的最短时间。正如我在第4章中所谈到的，这种误解对心理治疗领域影响巨大，因为与来访者工作的总小时数传统上被用作衡量治疗技能精通程度的标准。

许多专业人士依靠单独刻意练习来提升其表现。如果一名篮球运动员被其教练告知需要加强投三分球的技能后，他每天提前一小时到达训练场地练习投三分球，直到他有所提高，那么，这就是单独刻意练习。如果一名国际象棋棋手在赛事中败北后，他确定了一种可能对自己有帮助的特殊的开局，并随后在与国际象棋计算机训练程序对抗中花费多个小时反复尝试这种开局，那么，这也是单独刻意练习。如果一名学习新的腹腔镜检查程序的外科医生花费多个小时在模拟器上反复练习并连续获得其提供的关于其操作精确度的反馈，那么，这依然是单独刻意练习。

心理治疗师是什么情况呢？专业舞者、音乐家、运动员、演说家等从未期待在不投入许多小时单独刻意练习的情况下就能提升其表现，然而大多数心理治疗师虽然历经数年的培训，也获得了职业资质，却没有花费完整的一小时进行单独刻意练习。我没有进行过这样的练习，我也从未遇到过这样做的心理治疗师。

这并非因为我们懒惰或不在乎自己的表现。绝大多数人深深在意如何能帮助我们的来访者，并且愿意投入大量的时间和金钱以变成更好的心理治疗师。不过，与大多数专业不同，在如何运用单独刻意练习来改善我们的工作方面，在我们这个领域中实在没有模型可供参考。

为什么我们没有一个心理治疗方面的单独刻意练习模型呢？我们的工作当然与上述任何领域一样富有挑战性，具有复杂性，并且具有高风险性。我们在帮助来访者时，要面对各种各样的挑战（焦虑、沮丧、人际关系、工作表现等），时常具有高风险性后果（结束一段婚姻或帮助来访者不去自杀）并处于困窘的工作条件之下（医疗管理保健制度、有限的资金来源等）。此外，我们不得不在面对上述这些的同时与来访者保持心有灵犀、共情调谐的关系，而这些来访者通常处于严重的痛苦情绪之中或者不能从自我破坏的行为中自拔。我们的职业听起来很难达到出类拔萃的水平。

以我的经验来看，心理治疗实际上是一种非常难以做到出类拔萃的工作。事实上，我发现，虽然我擅长帮助某些来访者，但是我的大量个案实在没有什么改善。尽管我做了我能想到的一切，包括接受督导、钻研理论、参加工作坊等，但我能帮助的来访者的比例依然不足50%。这致使多年来我的挫败感日益增加。

某天，我与斯科特·米勒（Scott Miller）——第一位呼吁在心理治疗中运用刻意练习的心理学家——进行了一次决定性的会面。这次会面将我引向斯科特的其他工作以及其他著名心理学家的工作，他们研究了将刻意练习用于心理治疗的可能性。基于他们的研究，我开始实验将刻意练习用于我自己和我的学生的训练中。

从这些经验出发，我发展出一套将刻意练习用于心理治疗训练的程式。这个程式的主要目标是，通过运用刻意练习，从我们临床上未获改善的人和失败的案例中，即我们那"其余的50%"的个案那里学习，帮助我和我的学生提升心理治疗效果。这个程式旨在通过投入一个永无止境的朝向心理治疗专业特长的渐进性改善的过程之中，帮助我们突破胜任力的高原。

我的程式使用了以下五种刻意练习的方法：

（1）通过录像观察我们自己的治疗工作；

（2）从教练或顾问那里获得专家的反馈；

（3）设置略微超越我们的能力的微小递增性学习目标；

（4）针对具体技术反复进行行为演练；

（5）通过来访者报告的治疗效果不断评估我们的表现。

这些方法适合在整个职业生涯中被重复使用，从研究生院开始，延续到获得执照并持续到步入职业生涯中晚期。

此外，我的程式还包括一些学习原则，它们从在其他领域（如医学、表演艺术及危机管理等）中如何运用刻意练习收集而来。

- 我们使用个体来访者的临床疗效作为衡量我们的治疗工作的最有效的实证基础（参见第5章）。
- 通过聚焦于特定的略微超越我们当下的能力水平的递增技术并反复对其进行练习，我们能最好地进行学习（参见第6章）。
- 通过观看录像回顾我们自己的治疗工作，我们从临床经验，尤其是临床失败的案例中，最大限度地进行学习（参见第7章）。

- 通过培养情绪的自我觉察和非反应性[①]，我们处理自身的回避体验（参见第 8 章）。

本书的不同之处

从埃里克松及其同事最初研究音乐家开始，数十年来，有关刻意练习的研究迅速增加。如今，刻意练习业已是一个得到精心研究的领域。《剑桥专业特长与专家级表现手册》(*Cambridge Handbook of Expertise and Expert Performance*，2006 年版）用了超过 40 个章节、901 页的篇幅探索不同领域如何运用刻意练习。我最近有幸与杰出的同行一起编著了一本书，其内容为如何将刻意练习专门用于心理治疗。

本书与其他有关刻意练习的文献的不同之处主要在于：它是非常个人化的。尽管我引用了相关研究文献，但是我并没有从学术研究的角度来撰写本书。确切地说，它是一种非常个人化的叙述，包括了我从新手到持照临床心理治疗师及之后的所有训练。在这个过程中，我自始至终都面临着很多临床挑战，但它们最终引领我找到了刻意练习。我把自己的个人故事列入其中，是因为我知道，自己在临床训练方面走过的道路并非独一无二。更确切地说，我经历过的专业与个人发展方面的挑战，许多心理治疗师听起来都会觉得很熟悉。用开放的视角和一颗饱含悲悯的心面对这些挑战，将为艰难的前路——通向专业特长的旅程——打下坚实的基础。

---

① 非反应性（nonreactivity）是指心理咨询师 / 治疗师对于自己在心理咨询 / 治疗中产生的内在情绪保持觉察，但不为了减轻或回避这种情绪而直接做出外在反应。——编者注

本书的结构

本书分为四个部分。

第一部分：通向刻意练习之路。这部分讲述我的专业发展的路线，从我的最初经历开始，包括引导我发现刻意练习并对其进行实践的过程中所遇到的临床挑战和失败。

第二部分：专业特长的科学。这部分内容主要是从其他领域学习，深入探究关于刻意练习的科学与研究，具体包括三点：（1）探索刻意练习的历史及其演变；（2）我们能从在其他领域如何运用刻意练习中学习到的内容；（3）基于实证的专业特长成分。

第三部分：形成你自己的刻意练习程式。这部分内容旨在帮助你开始实践刻意练习。在开始实践之前，我描述了刻意练习的原则和我用于临床训练的练习项目，包括我练习的内容是什么以及我怎样进行练习。由于刻意练习的方法是跨理论的，所以这些练习可被用在任何心理健康领域（如临床心理学、咨询、婚姻与家庭治疗等），以便促进临床训练与督导的有效性，并有益于任何心理治疗模型（如认知行为疗法、心理动力学疗法等）。

第四部分：持续进行刻意练习，讨论关键的、基于实证的方法，用来巩固和支持刻意练习。由于单独进行刻意练习很困难，所以第四部分聚焦于使单独刻意练习更为实际可行的策略与技术，诸如培养坚韧性、新手寻找导师的小窍门以及将刻意练习融入督导的策略。这一部分为处于所有职业生涯阶段的临床心理治疗师提供指南——从新手到经验丰富的、独立执业的持照心理治疗师。

非本书的内容

本书不包含来自大师级心理治疗师的临床教导。我无法撰写那样的著作，因为我在临床上尚未达到那样精通的程度。我能够确定地这样说，是因为过去五年里我收集了自己治疗的疗效数据。我的治疗的疗效良好但并非极好，我的来访者的脱落率可以接受但并非为零，我的来访者的恶化率大约是这个领域的平均水平。我有许多来访者报告了其生活中重要的改善。但是我也有一些来访者在数次会谈之后感到失望，甚至更糟糕的是，在经历了许多次会谈，投入了时间和金钱之后，有的来访者却并未呈现出正向的改变。

如果这令你失望——如果你寻找来自一位大师级心理治疗师的教导或临床智慧——有许多其他图书 [①] 可以达成这个目标。不过，虽然我并非一位大师级心理治疗师，但是我向往成为这样一位人物，这会促使我无止境地追求更有效的临床训练方法。这就是本书的内容：学习**如何成为一名专家级心理治疗师**。这个过程开始于承认我们的临床失败（"其余的 50%"的失败的个案），放弃我们关于构成有效心理治疗训练内容的假设，并彻底重新审视获得心理治疗技能的全部努力。

让我们开始吧！

---

① 然而，需要指出的是，这些书中有关临床专业特长的观点通常并非基于实际疗效数据，而是基于作者数十年身为治疗师的经验，或者他们的著作的质量。这些观点是不确定的或是容易被质疑的。最近几项大规模研究提出，临床经验时数本身并非临床专业特长的一项可靠指标。我的意思并非批评这些作者，毕竟不收集或报告疗效数据在我们这个领域中是常态。正如我在第 5 章中所指出的，如果我们的领域想要在疗效方面获得本质的改善，这是一个必须解决的问题。

目录

The Path to Deliberate
Practice

Part I

第一部分

刻意练习之路

胜任力之路

　　我踏入心理治疗领域的过程平淡无奇。如同许多治疗师一样，我被引领进入这个领域是因为我是个"善于与他人打交道的人"。我喜欢与人们谈论其内心生活，我喜欢内省，而且感到自己可以在这方面做得很好。此外，我很确信心理治疗具有潜在的益处。尽管我从未了解过任何心理治疗的研究，但是我直觉上知道，许多个人生活和社会生活的挑战是由于心理障碍引起的，而心理治疗提供治愈、成长和力量的秘诀。（事实证明，我的直觉是正确的：数十年来的研究已经表明，一般而言，心理治疗对帮助人们解决很多问题非常有效。）

　　正如许多有抱负的治疗师那样，我进入这个领域的很大一部分动力，来自我的个人心理治疗经历。在十八九岁的时候，我极其消沉，一位心理学家评估我的情况之后建议我退学，因为我当时有自杀的风险。学校的一位老师为我联系了一位善良、富有同情心的心理学家。这位心理学家用耐心和非对抗性的罗杰斯风格，消融了我的愤怒和叛逆的人格面具。他对我最初几年的治疗帮助我振作了起来：我从高中毕业并进入大学，成为一名心理治疗的狂热支持者并倡导通过内省来获得改变生活的力量。现在，作为一名成年人，我想为其他人提供那样的拯救生命般的帮助。

　　当进入研究生院时，我发现自己的同学们对于通过心理治疗帮助人们改变其生活也都满怀激情并持乐观的态度。实际上，我记不起在我的研究生同学或接受我的督导的人中，有哪一个不是因为明确地受到帮助他人的内在动机的驱使而选择了这一职业。该领域的研究也表明，我的个人经验比较准确：在最近一项研究中，90%的新手咨询师报告，渴望"帮助他人"是其成为一名心理治疗师的主要动机。我们真的很幸运，能在这样一个领域工作，在这里，如此众多之人因为这样正向的原因而选择了这项工作。

与许多新手治疗师一样，我进入这个领域时，对心理治疗模型怀着强烈的情感。尤其是，我确信心理动力学治疗是最佳模型。更具体地说，我感到自己确信长程心理动力学治疗是最好的。我所以说是我"感到"，是因为我还没有为了对此进行求证而实际阅读任何关于心理治疗疗效的研究文献。跟同学们就此进行沟通后，我发现大家和我一样，我们都喜欢那种清晰的笃信，而这种笃信缺乏与实证数据的联系，因为这些数据散乱驳杂。

训练一年之后，我开始与真实（而非模拟）的来访者一起工作。我的第一个实习地点是位于帕罗奥图（Palo Alto）附近的一所高中，在这里我帮助学生处理各类问题——从对学业成绩的担心到抑郁再到进食障碍。尽管这所学校位于富裕住宅区，我的来访者却形形色色，其中半数来访者是非法移民的后代，也有许多是帮派成员的后代。当和这些与我这样不同的年轻人群体坐在一起时，我最初感受到的是改变他们的生活现状的强烈而狂热的激情。

良好的开端

作为新手治疗师，我最初几个月的工作令人满意。我迅速地与来访者建立了联结。我身上仍然存留着一些十几岁时的叛逆痕迹，这可能有助于我与青少年来访者建立关系，他们中的许多人在学校陷于困境，与其父母或执法部门之间矛盾重重。

能够迅速与来访者建立关系给了我极大的希望，毕竟治疗关系是心理动力学治疗的基础。此外，研究生院教导我们说，治疗关系是与成功的心理治疗最密切相关的变量，所有治疗模型莫不如此。

幸运的是，在我进行实习的学校中，我的来访者都是自愿前来，而非被指令来接受治疗的，他们非常渴望得到帮助。尽管我的来访者在他们所在的家庭中具有来自多方面的压力及应激源，包括贫困、家庭暴力，以及因其肤色、文化、出身及性取向而需要面对的他人的偏见，但是他们仍然富有热情，具有很强的适应力。

我的来访者在治疗中很快就取得了最初的成功。大约 25% 的来访者就像从发射台上发射而出的火箭飞船：完成点火并将其送入天空所需的只是一点点共情和建议。这些来访者在治疗中很努力，并将其在治疗中的所学应用到其日常生活中。虽然我当时并不知道，但是心理治疗研究已经证实，大量来访者对治疗具有戏剧性的积极反应，即所谓"突然获益"或"快速反应"。

另外 25% 的来访者对治疗产生积极反应所用的时间稍长一点。就像火箭飞船需要努力达到高度一样，他们一开始语无伦次，也没有表现出最初的改善。有时候，在最初的几次会谈后，他们的症状甚至会加剧。不过，在 3 ~ 6 次会谈后，他们矫正自己，开始恢复，并形成逐步改善的模式。这种最初症状恶化继而逐步改善的模式，近来已经被大量研究证实。如同那些快速反应者一样，这些来访者在治疗中也很努力，也会积极尝试将其在治疗中的所学应用到其日常生活中。

短暂的蜜月

然而，失望不期而至。在我开始实习的几个月后，我注意到，我的来访者中有相当大比例的人并没有改善。这个相当大比例，我指的是一半。虽然快速反应者是朝向星空发射的火箭飞船，但是 50% 的来访者甚至没有找到点火开关。他们参与治疗，我们讨论他们遭遇的困难、他们的目标、他们的关系、他们的经历、他们的一切。但是这些来访者就是毫无改善。

如同我的那些缓慢反应的 25% 的来访者一样，这 50% 的人中有一些在初期的几次会谈期间初始症状加剧。不过，与那些缓慢反应者不同，他们随后也并无好转。相反，10% 的来访者的情况甚至持续变坏。用临床术语来说，这种情况被称为"恶化"。有些人甚至恶化得十分严重，以至于不得不辍学或者住进医院精神科病房。这些来访者像在发射台上爆炸的火箭飞船，未能发射出去。

对于我的这些没有显示出症状改善的来访者，我感到挫败和内疚。奇怪的是，这些个案的情况与其所处家庭的社会经济地位或其他可能在家庭中导致压力并因此阻碍治疗进展的变量并无关系。来自富裕家庭的白人学生与生活贫困、被帮派包围的非法移民的学生，同样可能对治疗没有反应。

随之而来的便是脱落。

我对自己最初几例脱落的反应是立即否认。我认为，他们不能回来治疗，是因为某些外部的原因：也许他们日程有变，也许他们的朋友说服他们停止了治疗。然而，随着越来越多的来访者不再回来治疗，我才不得不承认，也许是因为治疗未能真正帮到他们。

总体而言，我的大约 50% 的个案未能从治疗中获益。心理治疗研究文献用术语"无反应者"（如果换成一个不那么温和的词语，则是"治疗失败"）描述这些没有呈现出改善的、症状恶化的或脱落的来访者。我现在知道，我的治疗的平均成功率实际上非常典型。研究表明，大约 40% ~ 60% 或更多来访者未能从治疗中获益。

以临床督导来解救

我为治疗中那些无反应者及脱落问题而备感困扰。但是，我知道解决方法：临床督导。临床督导被称作"精神卫生职业的署名教学法"，是临床教学的主要方法。心理治疗领域的特点是多种治疗模型间的对立，但其中一个不变的共同点就在于临床督导。每个主要心理治疗模型都有赖于督导进行临床训练。

临床督导的基本目标有两个。第一个目标是为受督导者提供专业发展方面的帮助。举例来说，在帮助受督导者提升其自我效能感、发展专业角色认同、减少焦虑、增加专业自主性这些方面，督导师发挥着关键的作用。

督导的第二个目标是改善和保护来访者的福祉。毫不奇怪的是，学者们对此具有广泛的共识，即这是督导的首要目标。督导研究学者卡罗尔·法伦德（Carol Falender）和爱德华·沙弗兰斯基（Edward Shafranske）简明扼要地概括了这一点，他们写道："督导的最重要任务是监督受督导者的行为，以保证……来访者的最佳临床疗效。"迈克尔·埃利斯（Michael Ellis）和尼古拉斯·拉达尼（Nicholas Ladany）这两位杰出的督导研究者也将来访者的疗效称为督导良好与否的"试金石"，这些均已广为人知。

尽管我尚未拜读这些督导研究学者的著作，但是我的观点与他们的不谋而合。尤其是，我最想从督导中获得的是帮助那"其余的 50%"，即那些停滞不前、症状恶化或脱落的来访者。我对于督导能够帮助我渡过临床僵局、达成更好的临床效果极具信心。如果它对西格蒙德·弗洛伊德有用，那么对我也有用。

我对临床督导的信念并非自己所独有的。数年后，我与阿拉斯加大学费尔班克斯分校（University of Alaska Fairbanks）的同事进行的一项调查研究的数据显示，人们普遍相信督导这个方法能够改善临床疗效。在一项全国范围的、包括 185 名受督导者与 189 名督导师的调查中，几乎所有参与者都坚信，督导应该对来访者的疗效具有积极作用（92% 的受督导者和 89% 的督导师），绝大多数人报告督导**确实**具有积极的作用（70% 的受督导者和 79% 的督导师）。当有机会表达担心时，只有 6 名督导师和 7 名受督导者（在 374 名参与者中）就督导对改善来访者的疗效方面的作用表达了犹豫或怀疑。

虽然受督导者和督导师在很大程度上确信督导改善了对来访者的疗效，但不幸的是，该领域的研究文献却不够清晰。有些研究表明，督导可能改善临床效果。不过，该领域的三项大型文献回顾均对这些研究结果的可靠性提出了质疑。同样，督导研究学者们也对督导可以改善来访者的疗效的观点持谨慎态度。拉达尼和英曼（Inman）竭力主张对督导可以改善来访者疗效的作用保持适度的期待："督导也许对改善来访者疗效有作用，不过，督导师们应该意识到，在许多情况下，这种作用可能很小。"博伊特勒（Beutler）和霍华德（Howard）甚至直言："督导没有作用。"著名督导研究学者埃德·沃特金斯（Ed Watkins）在其对该领域的文献回顾中，更婉转地总结了这个观点："与 30 年前不同，我们现在似乎没有能力说，督导会导致来访者获得更好的疗效。"

幸运的是，我那时还没有读到这篇文献，因此我对督导的信念并未受阻。

我的督导师聪明、友善、和蔼可亲。作为治疗师和督导师，他拥有 30 年的经验。我们每周会面一个小时，讨论我的案例，我还与五位同辈治疗师一起组织了一个每次两小时的团体督导。这是一个令人感到舒适的、具有支持性的小组，我们都真心想成为更好的治疗师，且彼此之间几乎没有竞争。

我告诉我的督导师和团体督导小组有关我对那"其余的 50%"——停滞不前、症状恶化或脱落的来访者的担忧。我的督导师怀着同情倾听我并告诉我，我的经历很普遍，这让我如释重负，同时又让我感到沮丧。回顾往事，我现在知道，我的督导师所说的我这样的经历普遍存在是正确的：临床研究已经表明，新手的疗效（像所有治疗师一样）可能很糟糕。一个令我印象深刻的例子是，我在北得克萨斯大学（University of North Texas）的同事珍妮弗·卡拉汉（Jennifer Callahan）发表的一项研究表明，一所训练诊所的脱落率高达 77%。

当我讨论我的来访者的脱落和症状恶化时，我从同伴的眼中看到了他们对我所说的内容的认同。我知道，不是我一个人在临床上需要面对这样的失败。我感到来自同伴的支持和他们的友爱，这是有帮助的。不幸的是，支持与友爱本身并不能导致临床治疗效果的改善。

片面的资料

在督导中，我们详细讨论我的那些疑难案例。不幸的是，我们所讨论的细节是片面的。我之所以说片面，是因为我对治疗会谈的描述只是基于自己的记忆和案例记录，却并没有会谈录像。大量研究反复显示，人类的记忆在自我评价方面存在广泛的偏见，其真实性通常与政客们举行的新闻发布会相同。

从我们的记忆中衍生出的偏见、盲点、隐秘的动机以及投射全都是潜意识的，是由我们的欲望、恐惧、过往的经验、自我意象、虚荣、羞耻还有其他我们并不知晓的东西所驱动的。记忆研究者查尔斯·弗尼霍夫（Charles Fernyhough）曾描述道："记忆是由我们现在是谁所塑造的，是由我们的所思所感、我们的观念和偏见所塑造的。"重要的是，督导中所报告的记忆内容可能会在两个阶段受到扭曲：一个是在最初经历事件（治疗会谈）期间记忆被编码之时，另一个是在督导中提取记忆之时。

我必须强调这一点：我们的记忆存在着向上、向下和向旁边的偏离。跟我读：我有片面的记忆，你有片面的记忆，我们都有片面的记忆。这就是为何美国心理学会（APA）和咨询师教育与督导学会（Association for Counselor Education and Supervision）推荐使用录音或视频进行督导的原因之一。

当我们讨论我的案例时，我的督导师会给予我建议。他的建议通常涉及看待案例的新视角、关于我对个案的内在情绪反应（反移情的理解），以及建议我在会谈中采取可能对来访者更有帮助的新方法。他经常给我布置阅读一些心理治疗教科书的作业，以帮助我进行个案概念化或学习新的治疗方法。

我是一名专心致志的受督导者。我每周都仔细完成这些阅读作业，随后回到我实习的高中的咨询室会见我的来访者，试图在治疗中运用督导师提供的指导。对于我的那些已经反应良好的来访者来说，他的建议通常都会有帮助。不幸的是，那"其余的50%"的来访者几乎仍旧没有改变，这些来访者没有反应或者症状不断恶化。来访者的脱落率仍然居高不下，这令人不安。

我烦躁不已，自己学了很多心理治疗的理论，但这并没有让自己成为一名更有效的治疗师。

我做错了什么呢？为何所有脱落者以及如此之多的来访者没有好转呢？回想起来，我不可能知道答案，因为我尚未从实证角度看待自己的工作。尽管我的督导师在临床方面非常机敏，但是他能使用的素材也是片面的（即我的治疗笔记和记忆），这限制了他给予正确反馈的能力。

尽管我在督导中对自己的临床治疗失败非常坦诚，但是我不太愿意谈及为什么督导似乎没有什么帮助。我的督导师非常好，我能清楚地看到他在竭力帮助我。回想起来，我知道自己在督导中获益有限并非他的错，而是因为在我们这个领域中存在的一个系统性问题。我现在还知道，对督导获益有限这一点保持沉默的远非我一个人。越来越多的研究表明，受督导者常常隐瞒重要信息。督导是一种非常等级分明的关系，督导师对受其督导者拥有巨大的个人权力，而责任却很小。受督导者收益很小，而如果督导师并不理解其反馈时风险则很大。最近的一项研究中，84%的受训者报告自己会隐瞒信息，"对督导师的负面看法"是最常被隐瞒的。

即便如此，我在此想强调的是，我认为以这个领域当前的标准来说，我的督导师是非常优秀的。他拥有丰常丰富的心理治疗的知识，与我的督导关系开放又合作，给予的建议也是可靠的。他是一位非常胜任的督导师，做了一名督导师该做的一切（除了录像，当时 APA 还没有推荐使用录像）。尽管按照盛行的临床训练标准来说这足以帮助我成为一名**胜任的**治疗师，但不幸的是，这并不足以帮助我显著地改善我对"其余的 50%"个案治疗工作的效果，这些个案陷入停滞、症状恶化或脱落。

良好的平均数

我还想强调的是，我的总体疗效在当时并不算坏。我的大约半数来访者的情况有所好转——有些好转非常富有戏剧性并且迅速发生。如果一位研究者使用我的个案作为临床研究数据，她会确定，我的来访者平均来说正在好转（尤其因为临床研究照例将脱落排除于数据分析之外，而这使结果增色）。总平均值可能掩盖了我的案例中失败案例的数字。

为什么某些来访者迅速、戏剧性地改善，而有些来访者却症状恶化或脱落？这使我饱受困扰。为什么会这样呢？我现在知道其中的原因了，而且这实际上也是完全可以预料的：来访者改变中的绝大多数差异是由**来访者**导致的。正如托尔曼（Tallman）与博哈特（Bohart）在《改变的核心与灵魂》（*The Heart and Soul of Change*）一书中所言："来访者运用治疗所提供的任何治疗元素的能力超越技术与方法在治疗元素上可能存在的任何差异。"

临床督导与训练面临的最大挑战之一，就是我们没有一个可以让我们撬动更多的临床疗效的杠杆。在每周一小时的时间里，我们设法改正来访者已积累数年或数十年的问题，这些问题由来访者的经历、基因 / 生物构成、来访者的生活环境、经济情况、身体健康、财务状况等造成。而我们只是设法通过谈话（与提供财务支持、教育、住房等截然不同）来处理这些问题。这就是为什么治疗有些时候让人产生这样的感觉，即好像你在设法帮助一个人从紧身衣中脱身，而自己的双手却被绑在身后。在这种情况下，心理治疗有时能成功真是令人惊奇。

促进来访者的健康对于治疗师而言很困难，对督导师而言则加倍困难。为了有效提高来访者的疗效，督导师的干预要穿过三层中介变量：来访者变量、治疗师变量及督导师变量。举例来说，督导师要提高来访者的疗效，必须满足下列条件：（1）受督导者或督导师必须能够发现一个机会来改善来访者的疗效，这可能要求受督导者对督导师有足够的信任，以揭露令人不适的信息；（2）督导师必须具备理解这个机会并做出相应处理所必需的心理治疗技能；（3）督导师应具备必需的督导技能，在督导中提供适合受督导者职业发展阶段的帮助（例如，解释治疗目标与任务，或者处理受督导者的反移情）；（4）受督导者必须具有理解督导师的督导的能力；（5）受督导者必须足够信任督导师，以真正接受督导而非假装顺从；（6）受督导者必须具备足够的技术或才能，以便能够记住并贯彻督导中的收获；（7）来访者需要具备能力、保持开放性，以接受督导的结果；（8）来访者生活中的其他因素对其实施改变的努力必须不构成阻碍；（9）督导产生的影响必须位于疗效检测的敏感性范围之内；（10）来访者必须有能力准确报告疗效检测方面的差异。

万普尔德（Wampold）与霍洛韦（Holloway）认为，督导与来访者疗效之间的联系微弱，他们指出："在督导过程与患者对其改善的评估（最远端疗效）之间所能发现的关系会非常小。"他们的担心具有先见之明。在后来的职业生涯中，我成为一个研究团队的成员，该团队使用加拿大一所大型咨询中心五年的数据（6521 名来访者，接受 175 名新手治疗师诊疗，这些治疗师由 23 名督导师提供督导）来检验督导师在来访者疗效中的方差。其结果令人震惊：督导师在心理治疗结果的变异量中占比不到 0.1%，同行们称该发现"骇人听闻"（当我们在一次会议上提交数据时，我们在摘要中将结果四舍五入为"不到 1%"，因为我们担心读者可能会认为"不到 0.1%"是笔误）。

心理治疗训练的效果

我现在知道，自己的临床督导与训练的经历并非独有，而是惯例。许多研究显示，临床训练可能对教授基本心理治疗技术是有效的，如创造和维持治疗关系的能力，这是与疗效联系最为紧密的心理治疗成分。然而，很少有研究表明心理治疗训练实际上会导致临床疗效的改善，多项研究表明，新手学员甚至准职业心理治疗师的工作疗效都可能优于受过全职训练和已获执照的治疗师。

临床训练与来访者疗效之间脱节的现象令人震惊，而且该现象数十年前即已为人所知。早在 20 世纪 50 年代，人们就已经对此提出质疑。这点能表明我们的训练方法需要全面改革。然而我们领域中的训练却一如既往。当前的临床督导与训练模型对受训者而言基本上与 50 年前一样。这对于其他领域是不可想象的。训练有素的职业外科医生的手术效果与助手水平的准外科医生的手术效果相同吗？职业篮球运动员的三分球命中率与业余爱好者的一样吗？国家级交响乐团的音乐家与高中乐手具有同样的音乐技能水平吗？所有这些都令我们难以想象。

信仰危机

回到我临床训练的第一年。当我日益觉察到我对那"其余的 50%"来访者的治疗工作陷入僵局时，在自己接受的治疗中我的体验也不佳。从十几岁开始就有的抑郁卷土重来，而我接受的心理治疗也似乎不像我年轻时那样有帮助了。我与在高中时曾帮助过我的同一位心理学家会面。他的心理动力学治疗风格依旧保持不变：耐心、同情、接纳和真诚。不幸的是，这一次它没有起作用。我们的治疗关系极佳，我对自己的自我破坏习惯有了宝贵的洞察。但是，我没有感觉自己变好。我的朋友常常会观察到，我的日益熟练的自省很少让我在生活中做出实际的重要改变。用心理治疗研究者韦尔巴特（Werbart）及其同事的话来说，我在"白费劲"。

我的临床工作的实际效果与期待效果之间的差距以及我自己个人治疗的停滞引发了我对心理动力学治疗的信仰危机（我用"信仰"一词，是因为我对动力学治疗优越性的信念并非基于疗效研究或实证数据）。我的信仰与我自己案例中的来访者脱落、无改善以及其症状恶化的实际经验形成了鲜明的对比。

如同许多治疗师一样，我发现了一些支持自己所使用的心理治疗模型的研究。这些研究通过电子邮件清单和学术课程得以传播。然而，每个心理治疗模型都拥有这样一些研究表明其突出的疗效并因此暗示其相对于其他模型的优势。因此我们有这样的证据：就可能产生惊人的疗效方面而言，所有主要的心理治疗模型是类似的。不幸的是，它们也具有另一种相似性：使用所有心理治疗模型的治疗师们，在无改善、脱落及临床恶化的来访者方面的比率之高令人无法接受。

久而久之，在与许多治疗师交流之后，我才明白，自己所经历的过程——始于对一种治疗模型基于信仰的理想主义，继而幻灭——是治疗师的家常便饭。这是显而易见的，因为我们选择自己所使用的心理治疗模型的过程通常并非一个基于实证数据的科学的选择过程。

绝大多数治疗师选择一种模型都基于两个因素：第一，他们所在的群体——他们尊敬的人，如教授、导师及其自己的治疗师；第二，他们感到自己的发展与模型所述一致——理论在多大程度上对他们有意义，治疗师的活动与指向性水平在多大程度上匹配其自身的人际风格等。简而言之，我们之所以选择一种心理治疗模型，是因为感觉它适合我们。

这两种用来选择心理治疗模型的方法导致治疗师对效果的浮夸式期待，

这种期待显然与现实并不相符。不过，一段时间之后，当他们开始诚实地审视自身的临床实践时，他们中的绝大多数人将看到文献中未言明的脱落率与恶化率。

科学还是信仰

我们将自己置身于双重束缚之中。为了获得科学信誉，我们所在领域的领导者坚持治疗师应该选择一种基于科学证据的心理治疗模型。然而，与物理学、化学、生物学及医学不同，心理治疗是一个**没有基础科学**的领域。尽管数十年来的疗效研究数据表明治疗有作用，但是我们在基础科学水平上仍然不知道为何有作用或者如何起作用。APA 前主席艾伦·卡茨丁（Alan Kazdin）是一个卓越的心理治疗研究者，也是基于实证治疗的倡导者。他很好地表达了这一点。他写道："有些干预方法虽然得到了最细致的研究，但这些研究仍无法解释干预手段是如何导致改变发生的，也就是说，在治疗发生作用的机制方面，没有基于证据的解释。"

我们也许在自己的网页上引用少数几项实证研究，这给人的印象是，我们在选择治疗模型方面经过了一个合乎逻辑的淘汰过程。这能够让我们的治疗工作披上科学诚信的外衣。然而，我们绝大多数人都并未阅读我们自己所引证的研究结果，我们对自己所使用的模型的优越性的自信，主要通过对来自其他模型的类似证据视而不见才得以维持。

我们缺乏来自我们自己领域的临床心理治疗师的实践性数据，这使我们这个领域饱受其苦。虽然每个模型都获得一定临床研究数据的支持，但是很少有个体临床心理治疗师追踪他们自己的疗效数据或将该疗效数据公之于众。浏览那些使用你所青睐的治疗模型的知名的临床训练师和督导师的网页，你就可以得到证明。你能找到哪怕一个人报告他们治疗的来访者的疗效数据吗？一般的治疗师的简介几乎包含了人们关于治疗师想要知道的一切——教育、证照、训练、治疗模型——但这所有事情中却没有包含最重要的一项，即治疗师的实际疗效的数据。

不同的治疗师：好的治疗师、坏的治疗师及丑陋的治疗师

为什么心理治疗师追踪其自身的疗效数据是重要的？回想起来，数十年的研究已经表明，心理治疗**平均而言**产生好的治疗结果：大约 80% 接受心理治疗的来访者比没有参与心理治疗的人做得更好。既然结果如此之好，为何还担心疗效数据？因为，全体案例的平均治疗结果掩盖了个体来访者的变异性（正如在我自己的案例中那样）。而这证明心理治疗师在其治疗效果方面存在巨大的变异性。

奥基石（Okiishi）、兰伯特（Lambert）、尼尔森（Nielsen）与奥格尔斯（Ogels）就该主题实施了一项经典研究。他们仔细检查了 1841 位来访者的疗效数据（这些来访者接受了 91 位治疗师的诊疗，时间超过两年半）后，发现来访者的疗效在不同治疗师之间存在重大的差异。作者将其研究结果概括如下：

> 不同治疗师的来访者的改善率存在大量的变异。其来访者表现出最快改善率的治疗师，其来访者的平均改变率 10 倍于样本平均数。而其来访者表现出最慢改善率的治疗师，其来访者的症状平均有所增加。

从那以后，该研究结果在许多大型研究中得到重复验证。

近期一项值得注意的研究项目扩展了该研究。该研究项目不仅审视了治疗师之间的变异性，而且依据临床焦点考察了治疗师个体在其所有案例中对疗效变异量的贡献。换言之，该研究项目旨在探索治疗师是否对可以被诊断

为不同种类的障碍（抑郁、焦虑、物质滥用等）具有疗效上的差异。作者考察的疗效数据来自由 696 名治疗师诊疗的 6950 名患者。他们发现，许多治疗师治疗某些障碍疗效良好，但是在治疗其他障碍方面则疗效不佳，有时甚至还有危险。他们指出："我们发现，有相当多的治疗师，其患者结束治疗时的情况平均都比他们开始治疗时的更糟糕（平均 38%），这些治疗师所治疗的患者中平均 20% 更具有自杀倾向，36% 更具有暴力性。"

个人资料

让我们回到我的故事中。现在我第一年的训练临近结束。到年底时，我的临床疗效与年初相比很大程度上都没有改变：我的一半来访者正在变好，有些人的改变非常迅速。不过，那"其余的 50%"却依旧没有改善、脱落，甚至症状恶化。

我个人也感觉到治疗师在疗效方面存在差异性。作为一名成人，我与曾在我十几岁时帮助过我的同一位治疗师工作，但现在我们却停滞不前。随着时间的流逝，我不得不承认，我在自己的治疗上投入的数百小时和数千美元实际上并没有真正地帮助我改善自己的生活。我的人际关系就是一系列短暂、不稳定且戛然而止的联盟。我对自己被养育的过程充满怨恨，所以避免与家人保持有意义的联系。我的社交生活日益围绕深夜聚会展开。在我自己的治疗中，我成为治疗恶化的数据中的一个。

不幸的是，我的治疗师似乎正如我所感觉到的那样束手无策，我自己的治疗陷入了绝境。尽管我们会谈的内容（对父母的愤怒、对社会的不信任、对更好生活的向往）听起来很有意义，可是我从未在生活中做出任何重要的实际改变。我们花了数不清的时间以被动语态对话。每当我再次回到同一个主题时，他就向我保证，我们正在取得进展，因为我们的治疗关系更加牢固，而这将以某种方式产生潜意识的改变，从而使我获得解放。然而，正如我将要发现的那样，等待潜意识来解决日渐严重的药物滥用问题就像等待地球引力驯服一匹野马一样：只有当马死亡之后它才能起作用。

与许多心理学的研究生一样，我觉察到自己个人问题严重性的临界点发生在心理病理学课上。当我们回顾 DSM-IV 中有关成瘾障碍的章节并讨论那些障碍中普遍存在的对问题的否认时，我意识到，自己符合临床上药物滥用的许多条标准。我即刻有两个反应：我首先想到的是"但这只是我放松及与朋友们在一起的娱乐方式"，紧接着的就是"哦，废话"。

我必须找到好的治疗方法，立刻着手，毫不耽搁。

真正良好的心理治疗

我第一次见识到真正良好的心理治疗是在叙事治疗课上。我本想把自己的临床训练重点聚焦于动力学治疗上，但幸运的是，我的研究生课程需要接触多种治疗模型。我的教授，玛丽·赫格特（Mary Herget），向我们展示了一段她运用叙事疗法帮助来访者的录像。看完录像，我对她肃然起敬。

首先，我之前从未见过真实心理治疗会谈的录像，它让我们可以观看治疗中实际发生的事情，这非常具有启示性。临床录像让教授逐步引领我们经历了她的临床决策过程，并且使我们考察来访者对她的每个干预的反应。我们可以基于来访者的实际反应而不是由带有偏见的记忆汇集而来的治疗笔记来讨论她的成功或失误。此外，录像使我们能够既从治疗师又从来访者的角度分享治疗的情绪体验。

相比之下，我的所有心理动力学临床训练都来自教科书。这可能适用于教授数学、物理或化学，但是当学习一门深度情绪性的人际技能时，这种方法是不够的（以我的经验来说）。学习治疗而不观看临床录像，就像学习体育运动而不观看比赛，或者学习音乐或舞蹈而不观看表演一样。通过大师级治疗师的临床案例报告学习治疗，就像通过聆听绘画大师描述其绘画过程而未能实际直接观看而学习如何绘画一样。

其次，会谈的实际内容好得惊人。我的教授通过运用具有她自身风格的叙事技术，帮助她的来访者经历了情绪自我发现的过程，这个过程显然非常有力。看似矛盾的是，她与来访者既全情投入、坦诚相见，而同时又不耳提面命、越俎代庖。来访者显然在其情绪潜能的顶点进行工作，同时也能从我的教授的密切情感关注中接受挑战，获得支持。这与我自己提供（和接受）的治疗非常不同，后者充斥着来访者（或我）的无休止的、没有内在关联的、反刍般的抱怨，但这些却被披上了自我反省的美丽外衣。

在这一门课上，我们从观看我的教授与其来访者之间像舞蹈一样的人际互动中所学到的，远比我们从阅读一本心理治疗课本或案例记录中学到的更多。最重要的是，我证实了自己一直以来的直觉，这些内容现在已经获得了研究的证实：真正好的心理治疗是可能的。不幸的是，临床录像是考察一位治疗师是否真正良好的唯一路径，因为这个领域很少有人保留个人疗效数据或者将这些数据公之于众。

我从教授的录像中学到的其他重要教训是，心理动力学治疗并非良好的心理治疗方法的唯一之选。虽然我当时尚不知道，但是最终我自己发现了心理治疗研究数十年前已经发现的情况：治疗成效在**治疗师**个体之间的变异要远远大于其在心理治疗**模型**之间的变异。

经验是否必然导致更好的疗效

尽管近来我与我的治疗师在一起的个人体验很糟糕，但是，我始终认为他是一位好的治疗师，因为他拥有四十年的经验。但实际上，有令人震惊的证据表明实际情况正相反。

这个证据来自我的同事兼导师贾森·惠普尔（Jason Whipple）。我是在自己成为阿拉斯加大学费尔班克斯分校的督导师数年后遇到贾森的。贾森首先是一位体育家。他成为一名有实力的摔跤手已经15年了，即使现在他已经40岁了，但每周还是会用大量时间从事综合格斗，被年纪只有他一半大的人扔到垫子上。当贾森不"打人"时，他督导心理学的受训者。贾森负责阿拉斯加大学位于费尔班克斯的心理学训练项目中学生训练诊所的运作。除了是一位督导师和研究者，他还是一位治疗师，也投入了大量精力不断提升自己的临床技能。

在贾森位于地下的、没有窗户的办公室（他的学生称其为"山洞"）中，他和我花费了很多时间讨论临床培养方面所面临的挑战，我们从自己的个人经历和对受训者的挣扎的观察中都了解到这一点。有一天，我们正在讨论戴维·奥尔林斯基（David Orlinsky）和迈克尔·龙内斯塔德（Michael Ronnestad）所做的一项有关治疗师发展的经典研究。在这个迄今为止关于该主题的最大规模的研究中，奥尔林斯基与龙内斯塔德调查了近5000名治疗师数十年工作经验中对其职业发展的认知。大多数治疗师认为自己在多年工作中经历了显著的临床技能提升。像任何好的研究者一样，贾森是个怀疑论者，他对这个研究结果提出质疑。他的疑问是："确实，他们认为自己在提升。但是他们**确实**变好了吗？"

我知道他怀疑的基础。之前的十年间，贾森研究生时的导师注意到，心理治疗疗效研究者迈克尔·兰伯特（Michael Lambert）及其同事进行了一项研究，考察治疗师对其个人疗效的认知的准确性。在对129名心理健康专业人士的调查中，治疗师评价其在疗效方面的表现平均在第80百分位，参与者中没有人对自己的评价低于平均数，25%的参与者对自己的评价甚至位于第90百分位。

在另一项研究中，研究者要求 48 名治疗师预测其哪个个案有恶化的风险。预测前，治疗师被告知，心理治疗中平均恶化率是 5% ~ 10%。尽管如此，48 名治疗师中仅有一人准确地判定出其有恶化风险的来访者。尤其值得注意的是，这名唯一正确地预测其来访者会恶化的治疗师是一位新手。持证治疗师都预测其来访者**没有人**处于恶化的风险之中。对治疗师自我评估的担忧已经得到大量研究的支持。

贾森用一句话总结了其担忧："我们知道，治疗师**认为**，随着经验的积累自己会变成更好的治疗师，但是我们也知道，他们的自我认知可能是错误的。我们如何对此进行实证检验呢？"由此诞生了首个基于来访者疗效的针对治疗师临床技能发展的大规模纵向研究。西蒙·戈德堡（Simon Goldberg）这位来自威斯康星大学的天才研究生领导了该项目。他得到其导师比尔·霍伊特（Bill Hoyt）和导师布鲁斯·万普尔德（Bruce Wampold）的帮助，前者是一位心理治疗结果研究专家，后者是经典著作《心理治疗大争论》（*The Great Psychotherapy Debate*）的合著者之一，一位大规模心理治疗结果比较性研究的专家。我们检验了来自 6591 名接受心理治疗的患者的疗效数据，他们在一所大型的大学咨询中心接受 170 名治疗师多年的诊疗。该研究涵盖了某些治疗师多达 18 年的数据，平均值约为 5 年的数据。

当西蒙完成数据分析时，贾森的质疑得到了证实。尽管有些治疗师的治疗效果确实随着时间的推移有所提高，但是许多人的疗效并未表现出改善，随着时间的流逝，治疗师在疗效方面平均来说实际上具有微小而稳定的显著下降。

我们走投无路

再回到我的故事中。如果我第一年的临床训练有某种暗示，那这就是我自己在 18 年之后不会在治疗上变得更加有效。我现在身处我的第二个临床训练实习单位——旧金山市的一个社区心理健康中心。我又一次与非常多元化的来访者群体进行工作，他们提出了各种各样的问题。如同先前实习中接待的来访者一样，这些来访者也是自愿接受治疗的。他们确定希望获得帮助。还是如同在先前的实习中一样，我拥有一位经验非常丰富、才华横溢的督导师，她也做了一名督导师能做的一切。她甚至让我对自己的会谈进行录像，在一座心理健康系统由畏惧诉讼的官僚执掌的城市里，这可是一桩不小的成就。不幸的是，与我先前的实习经验类似，我只能帮助大约一半的来访者，而其余的一半人则在痛苦中停滞不前、脱落，甚至症状恶化。

请注意：我并非一名糟糕的治疗师。实际上，我非常胜任这项工作。我知道这一点，因为我定期接受我的督导师和所在大学的评估，他们依据的是包含 18 种不同胜任力标准的清单，包括我的专业性、治疗记录及其保管、与员工及同事的关系、对督导的开放性、具有的心理治疗理论方面的知识等。显然，唯一没有包含在我的胜任力评估中的是我的来访者的实际疗效数据。你感觉到这里存在的问题了吗？

问题在于我不想只是胜任。我想要**更好**。

大约在同一时间，一位朋友推荐给我一本在我们大学引发很多讨论的心理治疗教科书，《改变的核心与灵魂》，主编是马克·哈布尔（Mark Hubble）、巴里·邓肯（Barry Duncan）和斯科特·米勒（Scott Miller）。《改变的核心与灵魂》可能对于我们这一代治疗师而言是最重要的图书。该书基于 40 年的临床研究而写就，其核心主题与我在自身临床工作中的发现相同：所有主要心理治疗模型的疗效大致相等。这个发现与罗森茨魏希（Rosenzweig）幽默地称为"渡渡鸟论断"的现象相似，他在观看《爱丽丝漫游奇遇记》（*Alice in Wonderland*）中的一幕之后提出了这个名词，在这一幕中，国王说道："每个人都获胜了，所有人都必须有奖励。"作者在书中提出，提高心理治疗效果的关键在于停止模型之间徒劳无益的争斗，代之以通过运用临床反馈工具来帮助每个治疗师改善其与每个来访者工作的疗效。

《改变的核心与灵魂》现在已经出了第二版，颇受临床心理治疗师的欢迎。在随后的研究中，大量证据不断表明，所有主要的治疗模型总体上是等效的。十年之后，这个结果终于破茧而出，获得大家的普遍认可：《改变的核心与灵魂》出版 13 年后，APA 通过了《关于承认心理治疗有效性的决议》（*Resolution on the Recognition of Psychotherapy Effectiveness*）。该决议做出如下声明：

> 比较不同心理治疗形式的结果显示，在大多数情况下，不同治疗形式间的疗效相对无显著差异，而情境与关系因素却常常对疗效有中介或调节效果。这些发现表明以下两点：（1）**大多数有根据的和结构化的心理治疗在疗效方面大致相等**；（2）患者与治疗师的特点影响疗效，但对患者的诊断或治疗师所采用的特定心理治疗往往未能捕捉这些特点。

分道扬镳

我先前听说过"渡渡鸟论断"，但是由于我对自己所选择的治疗模型——心理动力学治疗的强烈信仰，所以对其不予理会。然而，在经历了作为治疗师运用心理动力学治疗只取得有限的疗效的体验和自己作为该治疗方法的来访者的糟糕的体验之后，继之又观看了精彩的用叙事治疗进行治疗的录像，我的信仰已经脆弱不堪。《改变的核心与灵魂》一书则打破了我拥有的最后一丝忠诚。

我只是想成为一名更好的治疗师，而动力学治疗（至少我学习它的方式）显然并非提升效能之道。我允许自己与动力学治疗分道扬镳，转而寻找其他心理治疗模型的专家。值得赞赏的是，我的督导师并没有被我尝试新的治疗模型所吓倒，反而给予了我 100% 的支持。"对你的治疗工作进行录像。我们将在督导中回顾录像，一起学习什么起作用，什么不起作用。"她说道。

我很快发现，在我们这个领域中有许多的临床训练机会，我也尝试了很多：训练录像、研讨会、临床工作坊、周末沉浸式体验、在线研讨及其他。我成了一名心理治疗训练迷。目睹专家级心理治疗师的娴熟技能真是鼓舞人心。我仿佛是一块心理治疗的海绵，努力地尽可能吸收他们所使用的方法。我的一堆横格纸上填满了认真细致的笔记，我还积累了大量的有关心理治疗模型、技术和理论的图书。当我参加研讨会或工作坊时，我就自己遇到的疑难案例询问教师的建议。我的计划很简单：我要从各种各样的心理治疗模型中学习技术。就像一名机械师拥有一个装满闪亮的新工具的工具箱，我相信自己将能够帮助那"其余的 50%"——那些以前我未能帮助的来访者。

不幸的是，我的计划失败了。虽然把自己沉浸在能找到的每一个训练机会中，但一年之后，我仍然面临同样的问题。新的技术与方法似乎帮助了已经对治疗反应良好的来访者，但是并未帮助到我的相当大一部分对治疗完全没有反应的案例，即那"其余的 50%"。尽管我取得了巨大的成功，但是我的来访者的脱落继续维持惊人的速度，许多人没有好转，一些来访者的症状甚至明显恶化。[①]

我开始注意到一个模式：我从临床工作坊或研讨会归来，带回很多新技术并热忱地尝试将其用于我的来访者身上。对治疗已经呈现良好反应的来访

---

① 评估脱落的原因实际上非常复杂，部分是由于来访者并不告诉你（第 7 章对此有更多讨论）。关于该主题的研究表明，正如预期的那样，大部分从治疗中脱落的来访者，是由于对治疗不满。不过，少数来访者的脱落实际上是由于临床上有所改善。我们自己所做的来自一家大型精神卫生诊所的研究表明，超过 20% 的脱落显示，在最后一次会谈之前，他们的临床评估分数有所提高。

者继续做得很好。有时候，"其余的 50%"中的一些人最初也反应良好，几乎像是他们吸收了我的热忱。不过，几周之后，我们往往以重蹈覆辙而告终，即陷入与以前一样的临床困扰之中。

由于在所学习的新模型方面我并未进行任何后续训练，所以除了我在工作坊或研讨会上最初学到的东西，我不知道自己还能做些什么。我可以循着脚本来，但是没有持续的反馈，我无法学会如何运用技术使其符合我的个人治疗风格，因此总感觉它们形容古怪、杂乱无章。我就像一只心理治疗领域中的知更鸟：我可以复制音符，却始终无法将其组成美妙的音乐。

我的心理治疗工具箱一天比一天大，但是我在使用工具方面并没有变得更好。我怎么才能达到那该死的良好呢？我错过了什么？

如今，在我临床训练的第三个年头，我学到了三个重要的教训：

（1）成为一名非常好的治疗师是可能的（无论所运用的心理模型是什么）；

（2）我真的想要成为一名非常好的治疗师；

（3）我不知道如何实现这个目标。

混乱的模型

随着时间的流逝，我还发觉，持续不断地学习新的治疗模型并无帮助。在迥然不同的模型之间闪转腾挪——从心理动力学到认知行为疗法到眼动脱敏再加工，再到焦点解决，这令来访者茫然无绪，并造成治疗工作混乱不堪。由于没有哪个心理治疗模型优于另一个模型，我终于发现，我必须选择一个特定的模型并坚持下去。

此时我已博士毕业，正在进行博士后的实习，并开始在业余时间兼职进行私人执业。就在这时，我看到了一段帕特里夏·科格林（Patricia Coughlin）的心理治疗演示录像。她教授集中短程动力学心理治疗（intensive short-term

dynamic psychotherapy，ISTDP）。简单来说，她的录像令人惊奇。经由挑战
与质疑的巧妙平衡，帕特里夏引导来访者仔细地探索其潜意识的行为习惯与
认知模式，它们在治疗会谈中常常会出现。随着来访者看到这些并在会谈中
放弃其防御，从童年起就被埋葬的暴怒、内疚、悲伤及爱这些旧有的情绪爆
发出来，强烈的宣泄表达如波涛汹涌。帕特里夏帮助其来访者将以前的潜意
识情感与其当下的自我破坏行为模式联系起来，并鼓励其为自己做出更健康
的选择。

　　看到这个非常高质量的动力学治疗视频示范后，我欢欣鼓舞，继续
寻找更多的视频。我看过另一位 ISTDP 专家约恩·弗里德里克森（Jon
Frederickson）的一段视频，他巧妙地帮助一名具有反社会特征的男性面对自
己的强烈内疚感。在另一段视频中，艾伦·阿巴斯（Allan Abbass）这名精神
病学家（擅长运用 ISTDP 治疗躯体化和医学上无法解释的障碍）帮助一名来
访者看到，回避其情绪感受如何导致其出现医学症状。这可能是我所见过的
最令人震惊的心理治疗视频，会谈开始的时候，来访者拄着拐杖蹒跚而来，
几乎无法行走，他沮丧而绝望地列举了一长串医疗投诉。到会谈结束时，来
访者却充满活力，以至于他不用拐杖便自己站起来并走了出去，而拐杖则被
他拿在手里！

　　这些专家的工作让人感觉举重若轻。一方面，他们比我在先前看到的任
何治疗录像中更勇敢地促进来访者对情绪情感进行更深入的体验和表达；另
一方面，他们的干预看上去又极其自然。没有周密的阐释或治疗术语，给人
的印象是治疗模型很容易使用（后来我发现，三位治疗大师对模型毫不费力
的应用只可能是因为他们投入了多年艰苦的刻意练习）。

　　ISTDP 对我来说似乎很完美：它是一种动力学治疗，治疗师采取一种非
常主动和卷入的立场，整合了认知与行为的成分。这个模型基于潜意识情感
的治愈力量，但是强调意识层面的来访者的责任，即放弃自我破坏行为，朝

治愈的方向行动。如同绝大多数模型一样，ISTDP 在多种临床试验中被证明是有效的。

我确信自己已经找到了开启治疗有效性新水平的钥匙。学习 ISTDP 将是我精通治疗的路径。我阅读所有能找到的 ISTDP 的图书，参加 ISTDP 的研讨会、周末训练营和为期一周的沉浸式体验。我自己跃入 ISTDP 本身就是一项关于密集沉浸于心理治疗训练的单被试重复设计案例研究。所有这些努力（以及花费的金钱）的结果如何呢？在个人层面上，非常有益。我与积极、聪明的临床医师们建立起同行之谊。我扩展了转介网络，这在私人执业的最初几年至关重要。

然而，这些对于我的来访者的作用却基本上一成不变，即对那些先前好转的来访者有益，但是很大程度上依旧未能帮助陷入僵局或症状恶化的那"其余的50%"。此外，在一段时间内，我的来访者的脱落率实际上还增加了。如同我先前的临床督导与训练一样，这种分裂的经验（对我有益，对我的来访者却没有作用）与关于临床督导疗效性的研究相符，即督导对受训者的发展呈现出显著的效益，但是对来访者的治疗效果的影响存疑。我仍旧面临同样的困境：我怎样才能变得更好？

随后，我在博士后实习中接待的一位来访者死于甲基苯丙胺成瘾，留下四岁大的儿子，孤苦伶仃。她在我值班的时间段内死亡。其实她的情况已经恶化一段时间了，我也尽我所能在帮助她。这一事件将我脑海中正在浮现的临床危机具体化。绝望之下，我产生了一个念头：我认识已经精通临床的治疗师。为何不问问他们是如何做到的？

| # 通往专业特长之路

我的目标是，就训练方法采访大师级的心理治疗师，以此对临床专业特长一探究竟。我接洽先前在录像中见过的三位治疗大师：艾伦·阿巴斯、帕特里夏·科格林和约恩·弗里德里克森。幸运的是，他们全都非常坦诚地与我讨论了他们掌握临床技能的路径。从与他们的讨论中，浮现出四个共同主题。

主题1：他们观看自己的治疗录像。他们大量观看自己的临床治疗录像。艾伦·阿巴斯报告，在其研究生训练和学习 ISTDP 的最初三四年里，他通过录像观看每次治疗会谈全程至少一次。

主题2：他们获得了专家的连续反馈。三位专家报告的第二个共同主题是，从其他专家那里获得对录像的连续反馈，尤其是在一种新模型中接受训练的最初 3 ~ 5 年期间。他们刻意聚焦于需要帮助的案例的录像，运用反馈来发现临床问题及其工作中有待发展的领域。值得注意的是，这种个性化的反馈在绝大多数临床工作坊和继续教育中是无法获得的，因为其通常的形式是一位发言者做演讲，可能穿插一段演示录像，而听众只是被动地观看。

这可不只是几次周末工作坊，而是多年的连续反馈。

重要的是，专家们报告，他们努力发现和处理自身的人际间的局限（他们与其来访者之间的互动）和自己内心（他们在治疗会谈与日常生活中自身的内在情绪反应）的局限。这三位专家都强调，这些对提升自己的表现至关重要——他们在人际功能或者内在功能方面的局限是其与来访者的治疗中取得进展的天花板。

　　主题 3：他们练习特定的心理治疗技术。第三个主题是，专家们练习特定的技术，旨在改善通过专家反馈发现的可提升之处。有的人利用自己的临床录像单独练习，其他人则在与专家会谈时通过临床角色扮演进行练习。

　　主题 4：他们评估自身的效能。我联系的专家们报告的第四个也是最后一个主题是，强烈关注对其临床疗效的评估。这远远超出了临床练习的常规。举例来说，帕特里夏·科格林利用临床随访数据就自己的治疗疗效出版了一部著作。艾伦·阿巴斯发表了一份疗效数据总结，这些数据来自其最初六年的临床练习。这些专家都形成了自己的高强度训练方案，这些方案超出其研究生培养和认证理事会所要求的范围。

　　大约在此时，我为某心理治疗网站采访了斯科特·米勒。采访主题是"为什么大多数治疗师都很普通"（我告诉斯科特我是"因为一位朋友"而对这个话题感兴趣）。斯科特·米勒是《改变的核心与灵魂》一书的合编者之一。该书以两种重要方式影响了我的工作：（1）令我初次接触到"共同因素"文献，这些文献表明心理治疗模型之间的疗效大体上等同；（2）教会我在自己的临床练习中如何利用关于治疗结果与治疗联盟的反馈。令我惊讶的是，在采访中，斯科特表示，他和他在国际卓越临床研究中心的团队正在解决长期困扰我的问题：发现一种更为有效的临床训练方法。他们的答案是一个我之前从未听过的术语：**刻意练习**。

刻意练习

　　刻意练习是由 K. 安德斯·埃里克松及其同事在专家级表现领域引进的一个术语。它被定义为"由一位教练或教师专门设计的个性化训练活动，通过重复和连续的修正来改善个体表现的特定方面"，包括高强度的训练过程，伴随重复进行的技能培养练习，这些练习由专家反馈进行指导并贯穿整个职业生涯。①

　　许多领域的专业人士，从音乐到运动到国际象棋再到医学，均依靠刻意练习来达到专家级的表现。然而，正如斯科特注意到的那样，刻意练习显然在心理治疗训练中是缺失的。如果大多数其他专业人士运用刻意练习进行训练，那么我们为什么不呢？

斯科特的话点燃了我的好奇心，因此我深入地钻研了有关专业特长的文献。埃里克松描述了他的团队是如何发现刻意练习的：

　　　　回顾和分析了20世纪期间大量的学习和技能习得的实验室研究文献后，我们发现，当人们被赋予目标明确的任务，可以接收到反馈并且拥有足够的机会重复这些任务时，其成绩无一例外地得到了改善。这些刻意努力的目的是提高其成绩并超越其当下的水平，包括问题的解决、发现执行任务的更好方法。当一个人以提高其某些特定方面的表现为目的而重点从事一种练习活动（通常由教师所设计）时，我们就把这种活动称为刻意练习。

这种聚焦式的关注刻意练习是一种心理上具有挑战性的、反复的过程，这个有意而连续产生紧张和不断修复的过程，意在打破旧有习惯的平衡状态，从而不断达成技能上的突破。

　　　　精英级别的人员总是寻求最优训练活动，这些活动具备最有效的持续时间和强度，使其生理系统适度紧张，引起进一步的适应，

---

① 埃里克松与普尔最近澄清，刻意练习的定义仅适用于由教师们合理开发的可提升之处，这些教师是被广泛认可的专家，他们了解训练学生的有效方法，并使用"有目的的练习"（purposeful practice）一词来描述不具备这两个因素的练习活动。这是一个重要的区别，但超出了本书的范围，故不做详述。

却不会对系统造成过度使用和伤害。

如果不能使生理系统产生足够的超负荷，从而导致相关的基因表达和调节系统产生继发的改变（改善），即使长期从事某种训练活动也将会收效甚微。

为了达到专家级的水平，需要不断重复这一过程，日复一日，年复一年。埃里克松称："当成年人置身于高要求、令生理紧张的活动之中时……他们最终能够打破并超越用来调节常规日常活动的稳定的能力和潜力结构。"

过去几十年的大量研究已经证明，在许多不同领域中，要想达到专家级的水平，刻意练习不仅是重要的，而且事实上是必需的。这些领域包括竞技运动、音乐和国际象棋。在过去 20 年间，研究者在一系列其他领域中探索运用刻意练习来改善成绩。例如，刻意练习已被用于改善手术与护理方面的水平（参见第 5 章）。

神经生物学研究已经表明，专注的刻意练习可以改变大脑激活水平并在神经系统中引起结构性的变化。例如，一项研究显示，一小时的专注练习能够让大脑激活程度降低 85%，主要在涉及任务控制与工作记忆的大脑前部区域及涉及注意控制的大脑后部区域。在行为层面上，则表现为失误减少、反应时间缩短以及付出的努力减少。涉及刺激觉察（知觉）和做出反应（决策）的脑区保持充分的激活，大概是因为这些任务难以被固化，因此对新手级和专家级人员的表现来说刻意练习都是需要的。

总结大量研究的成果，刻意练习包括这样五个主要过程：（1）观察自己的工作；（2）获得专家反馈；（3）设置刚刚超越自己的能力的微小递增性学习目标；（4）对特定技能反复进行行为演练；（5）持续评估自己的表现。

刻意练习也可能对心理治疗有益吗？斯科特·米勒及其同事首先提出了这个问题。最近，其他杰出的研究者也呼吁大家探索在心理治疗训练中运用刻意练习的方法。

达里尔·乔（Daryl Chow）及其同事考察了这个问题，他们询问了 17 名治疗师，并将所获信息与来自其 1632 名来访者的疗效数据相比较。他们发现，用于有针对性地提升治疗技能上的时间是来访者疗效的重要预测指标，而治疗师的经验水平及其所使用的心理治疗模型则不是。

在阅读刻意练习的相关文献时，我回想起我曾与我的非正式专家治疗师小组——艾伦、帕特里夏和约恩——就其训练方案的谈话。尽管他们没有人提及刻意练习这个概念，但是他们全都将自己的临床专业特长归功于以下三点：（1）对自己的工作进行高强度的重复观察；（2）获得专家的反馈；（3）评估自己的疗效——刻意练习的核心元素。刻意练习可能是这些治疗师获得专业特长的道路吗？好奇之下，我决定亲身一试。我致电帕特里夏·科格林，签约接受其对自己的治疗。

实事求是的治疗

接受帕特里夏的心理治疗与我之前所经历的完全不同。

治疗是有效率的。我们没有围绕众多主题徘徊，而是始终聚焦于几个具体而有效的目标上。治疗更密集，同时也更灵活。帕特里夏的治疗清晰地由其所运用的心理治疗模型所指导，但同时又具有高度的灵活性。我们感觉在一个清晰的方向上前进，但是从未感到矫揉造作或迫不得已。

我对治疗具有非凡的反应性。帕特里夏每次会谈末尾都会询问我的反馈，但不只是用许多治疗师采取的形式上的态度："今天的会谈还好吗？"相反，他获得我对会谈中可以更好的所有意见，包括对他可能犯下的错误的诚实意见，帕特里夏以一种非常开放、好奇和执拗的态度询问我的意见，包括可以让会谈的疗效更好的任何方面以及她可能会犯下的错误。我们拥有一个强大的工作同盟，其基础是共同努力工作，而非只是彼此喜欢。

治疗对我而言其实更加艰苦。尽管我们作为合作伙伴进行工作，但是帕特里夏坚守立场，改变的责任由我自己肩负，所以我无法只是复述自己老掉牙的故事，或者稳坐钓鱼台被动地等待某个突破神奇地出现。显然，从一开始我就知道，如果我要实现自己的目标，我只能直面自己的自我破坏模式。在接受她治疗的一小时内我消耗的能量比先前接受十次治疗所消耗的都多得多。

最重要的是，治疗真的有效。几乎每次会谈都不仅帮助我获得领悟，而且还帮助我在生活中真正做出行为改变。即使在我们结束治疗之后，我们的治疗结果还是经年累月地发挥建设性的作用，效果日益浮现。我说几乎每次会谈，是因为我们有一次会谈显然是个例外。那次会谈结束时，我感到不明不白，满腹狐疑。帕特里夏对这次会谈的反应也表现出她的典型治疗风格：第一，她在会谈结尾诚恳地询问我的反馈，所以能够确定有些事不对劲；第二，她拥有会谈录像可以用于回顾，这样她能够评估自己的失误（她录制了我们的所有会谈）；第三，她真的做了艰苦（并且没有报酬）的工作，即在我们下一次会谈前回看了录像。我知道她回看了录像，因为她在下次会谈开始时，坦诚地承认她在先前会谈中错过了一些重要的事情，并描述了那是什么，然后询问我是否愿意讨论如何一起改善我们的工作。

刻意练习可能是帕特里夏成为一名杰出治疗师的原因吗？刻意练习能够让我成为一名更好的治疗师吗？我决定找出答案。

实验，阶段 1：刻意练习

我计划在自己的个人训练中融入刻意练习的全部五个程序：观察自己的治疗工作录像，获得专家反馈，设置刚刚超越自己的能力的微小递增性学习目标，反复演练具体技术，并且持续评估自己的表现。

我要做的第一步是找到一位导师。刻意练习要求专家指导，以便为学习者提供反馈并指导其训练。专家即那些在该领域中更有成就的人，最好是职业教练和教师，他们在指导未来专家以一种安全有效的方式获得优异表现方面扮演重要角色。谁能成为我的导师呢？

此前数年，我参加过由许多不同督导师举办的临床训练。在所有这些人中，有一位临床训练方法迥异的督导师引起了我的注意。这就是约恩·弗里德里克森，我早先采访过的一位大师级治疗师。约恩是一位多产的教师和作家，在世界各地指导临床训练，包括在澳大利亚、欧洲各国、印度、中东各国以及美国。尽管他并非一名电子技术迷，但是却将其作为临床训练的媒介，包括他的临床训练网站和他的 Facebook 主页，通过这些媒介，他回答来自世界各地的学子们提出的问题。

将音乐学院带到塔维斯托克

在成为一名治疗师和督导师之前，约恩是一位职业音乐家（他的妻子凯西是位于华盛顿的肯尼迪中心歌剧院的双簧管演奏者）。为了成为一名职业音乐家，一个人要经历严格的训练过程，包括多年高强度的刻意练习。埃里克松及其同事最初于 1993 年开展的研究中发现，顶级小提琴手在 20 岁时已经记录了超过一万小时的单独刻意练习。这是一种高度有效的训练方法，能够可靠地造就杰出的表演者。得益于这种训练方法，现代的职业音乐家可以获得或超越那些先前只有像莫扎特这样的天才才能获得的音乐技能。

当约恩成为一名治疗师时，他震惊于心理治疗训练是如此不同，即缺失刻意练习的关键元素。约恩完成研究生阶段的学习后，发展出自己的训练体系，包括一个高强度的、观看其工作录像、获得专家反馈和练习关键技术的重复性过程，正如艾伦·阿巴斯和帕特里夏·科格林所做的那样。

约恩的独特心理治疗训练方法基于他在音乐训练中学习到的相同原则。当我最近请他描述他的心理治疗训练方法时，他回答道：

> 与心理治疗教学领域不同，音乐教学领域已经发展了数千年。但是，仅在 18 世纪才出现将练习项目汇集在一起的教科书，用于培养演奏一种乐器所需的特定技能。在 19 世纪和 20 世纪，这些练习曲或"学习"教科书不断演化，以至于所有学生都有练习机会，这些练习对系统地培养音乐家所需要的技能非常有帮助。尽管教师可以教授一门艺术，但是学生必须获得对乐器的掌控技能才能创造伟大的艺术。因此，在音乐领域，人们对技术上的胜任力与艺术之间的关系具有清晰的理解。

> 心理治疗领域则长于教授理论，而拙于教授技巧。因此，学生们通常知晓理论，却不知如何将其付诸实践。事实上，在我们的领域中，技能学习传统上被贬低为只是"技术"，其水平和重要性被认为低于共情或治疗师和来访者之间的情绪联结。

约恩的独特心理治疗训练方法听上去与我的刻意练习计划极为契合。重要的是，我还从约恩的受督导者那里听说，他是一位温暖、耐心和富有同情心的老师。刻意练习富于挑战性，需要努力，需要重复与反馈，而且可能本身就并不令人愉快，甚至难以立即得到回报。没有人喜欢自己的弱点被反复指出来。因此，拥有一位留意学生的情绪反应并能创造一种积极和支持性的训练关系的督导师至关重要。不幸的是，从那些研究和我自己的个人经验中，我总结出的结论是，在临床训练中，督导师与受督导者之间并非始终存在积极的和情感协调的关系。

有害的和不够充分的督导

我的博士学位论文的主题是《督导中的合作》(*Collaboration in Supervision*)。这是受到从我研究生院同学那里听到的关于督导的恐怖故事的启发而确定的。相比之下，我在研究生院的个人受督导的经验则是正向的。这让我好奇，我的同学描述的督导噩梦是一次性的轶事还是在督导中实际存在的普遍问题。

我的论文指导教师是玛丽·赫格特，一位叙事治疗师，我前文曾描述过她的临床录像。在她的帮助下，我设计了一个调查，邀请遍布全国的受督导者评估其督导师在督导合作方面的努力。为了进行数据分析，我与迈克尔·埃利斯搭档，他是一位杰出的督导研究者，擅长将严格的科学方法论和先进的统计方法应用到临床督导的研究中。迈克尔还曾就"有害的和不够充分的"督导进行过开创性的研究，因此，他是这个调查的适当的合作人选。

我们收回了全国范围内 252 名受督导者的调查问卷。对这些调查问卷的分析结果让我们惊呆了：只有不到 5% 的受督导者报告，他们的督导师在督导中经常表现出明显的合作性，这种合作性的督导被定义为在督导关系、过程和努力方面具有一致性，双方互相理解并共同工作。1/3 的受督导者则报告，他们的督导师很少是合作性的，而超过 10% 的受督导者报告，他们的督导师明显是非合作性的。

我当时并不知道，我们的发现仅仅是触及皮毛而已。迈克尔·埃利斯及其纽约大学奥尔巴尼分校（the University of New York at Albany）的团队经过进一步的研究发现，93% 的受督导者接受的是"不够充分的督导"，超过半数的受督导者接受过有害的临床督导。作者指出，因为大多数督导师或者没有接受过正规训练，或者只接受过简单的临床督导训练，所以这些研究结果不应令人感到惊讶。

就个人而言，我也了解严厉督导的负面作用，因为我最近亲自经历过。虽然我很幸运地在研究生时拥有温暖、开放和耐心的督导师，但是在我博士后的临床训练中的督导师则会贬低其学生，甚至直接对其学生表现出轻蔑之意。尽管他们本人是杰出的治疗师，但是他们对有效的教学方法和团体督导过程一无所知，而这些本应是临床训练的主要成分。确切地说，他们只是使用自己早年接受督导的方式来提供督导，即采取一种等级分明、自上而下、"照我说的做"的态度。这可能产生一种几乎类似邪教的环境，在这种环境中，教师带着一种绝对正确的导师光环，让人不得不服从，而学生则通常感到焦虑、困窘或者因自身错误而羞愧难当。

无须多言，这种训练关系无益于刻意练习可能造成的情绪脆弱性。刻意练习需要人们反复播放关于自己的临床缺点与错误的录像带。从这些经历出发，我了解到，一名有效的督导师肩负双重责任——必须既是一名专家级治疗师又是一名专家级督导师。

约恩的独特的临床训练方法与其作为督导师的个性特征，显然让他可以成为我的刻意练习实验的理想的督导师。于是我找到他，请他开始对我进行督导，他同意了。

录像督导

我们的督导会谈从观看录像开始。我选择了"其余的50%"个案的录像，这些来访者无反应、症状恶化或具有高度的脱落风险。我使用常规疗效监测数据帮助识别这些来访者（有关使用多渠道信息识别来访者恶化风险的更多数据，参见第9章）。录像是刻意练习的自然工具，它有助于对会谈过程进行精确回顾（与有偏见的记忆相比）。埃里克松对外科医生运用录像进行刻意练习做过如下描述：

> 在衡量外科手术行为方面，或许最激动人心的进展是对外科手术过程进行系统录像，同时对录像进行详尽的分析……使用录像记录并对其进行独立评估似乎提供了一个潜在的反馈回路，缺点和潜在的问题借此得以被识别。针对这些需要提高的方面，设计目标明确、聚焦于相关技能的靶向训练。例如，感知和理解关键解剖结构所必需的知觉技能，制定手术方案的能力，或者察觉并处理意外偏差或事件的能力。

约恩的洞察力与心理诊断技能令人难以置信。他常常观看录像不到一分钟就看出我的众多临床失误。就像知道一个雪球越滚越大会导致雪崩一样，他能迅速预测这些失误将如何造成治疗会谈后期的问题。显而易见，大多数问题只有依靠录像中的视觉线索才能被识别，咨询的逐字稿或录音均不足以提供这些线索。

约恩在我们最初几个月的督导中提出的建议是，聚焦于帮助我为每个来访者找到合适的工作强度。他提出如下观点：

> 来访者陷入停滞、症状恶化或脱落的一个常见原因是，治疗师

在来访者焦虑和情绪感受的特定耐受阈限之上或之下进行工作。如果你在这个阈限水平之上工作，那么来访者将被其情绪淹没，无法学习或被疗愈。而如果你在这个阈限水平之下工作，那么来访者又不会受到足够的挑战，难以取得进步。关键是找到每位来访者的准确耐受阈限并在那个位置上工作。

这个阈限的概念类似于俄国心理学家列夫·维果茨基（Lev Vygotsky）的"最近发展区"理论，该理论主张将训练聚焦于刚刚超过学习者能力但仍在其力所能及的范围之内的技能上。

不出所料，当我们回顾我那"其余的 50%"个案的录像时，约恩识别出了我在来访者阈限之上或之下工作的诸多实例。我将对两种情况分别举例说明。

示例 1：在最佳学习区之上进行工作

在一段录像的开头，约恩注意到，来访者进入会谈时捂着胃部。我询问来访者感觉如何，他回答道："哦，很好，可能有点不舒服，但是我一直如此。可能我吃了什么东西。让我们继续吧，我会克服的。"而约恩则对此有自己的看法。

> 来访者的反胃可能是一个迹象，表明他在椅子上坐下之前，实际是在超过他耐受阈限的情况下开始治疗会谈的。由于他从过去的依恋对象那里习得了顺从的关系模式，他与你在一起时可能将其焦虑最小化。但是让我们继续观看录像，看看后来发生了什么。

正如他所预测的那样，随着会谈的进行，来访者的反胃情况也在增加。

> 反胃是一种常见迹象，表明来访者的焦虑水平已经很高，以至于越过阈限进入了副交感神经系统。这可能导致来访者在治疗中症

状恶化。尽管来访者可能在会谈中设法顺从你并跟随你的治疗节奏，但是在这么高的焦虑情况下进行治疗工作只会强化来访者自我忽视的习惯。这种关系是基于对你的顺从而非对他自身的照顾。来访者确实想取得进展，只是难以承受其体内因焦虑而分泌的皮质醇（一种应激激素）带来的身体上的不适。我在此建议暂停并试着帮助来访者下调其焦虑水平。

示例 2：在最佳学习区之下进行工作

在另一段录像中，我正在帮助一位与抑郁症斗争的来访者。在会谈开始的时候，我询问来访者想聚焦于什么。约恩注意到，来访者没有回答，而是安静地坐着，等我说话。他评论道："这可能是一个被动性问题。让我们再看点录像再说。"我再次询问她想聚焦于什么，而她依旧静静地坐着，神情礼貌而又恭敬。我又问了她一次，她才回答道："哦，我不知道……也许……嗯……更自信的方法？"约恩暂停播放录像，说道："你是否注意到，虽然来访者口头上的回答表明她想与你一起工作，但是她的身体语言是被动、顺从和脱节的？你认为她真的想与你一起工作吗？是她的意愿还是你的意愿在推动治疗？"

随着录像的播放，同样的模式仍在持续——我一直在说话，而来访者犹犹豫豫、暧昧不清。约恩暂停播放，指着来访者的眉毛。他说道："你观察她的眉毛。她无意识地做出非言语的面部微表情，以便让你说得更多。"他播放了另外几秒视频后，说："就在这里，你注意到在她安静时她的眉毛是如何微微弯起的吗？那是一个让你说话的无意识线索。每次她那样做时，你就开始说话。让我们重放录像并观察这个模式。"我们重放录像，果然呈现出一个清晰的模式，即来访者保持安静、弯起眉毛，随后我就会说话。"来访者无意识地运用非言语信号引导你更加主动。这正好顺应了她的被动性，将阻碍治疗进展。"

约恩继续说道：

> 此处，来访者在最佳学习区之下进行工作。尽管来访者说的话
> 听起来是想与你一起工作——逐字稿读起来也是如此——但是其身
> 体语言清晰地传达出其缺乏内在动机。虽然歌词是对的，但是音乐
> 是错的。为了回避自己的内在挣扎，她投入了与你的外部冲突中。
> 你在努力说服她让她感觉更好，而不是处理导致她抑郁的被动与顺
> 从。你努力与你希望看到的积极和投入的来访者建立关系，而不是
> 与实际所呈现出来的被动与矛盾的来访者建立关系。这样做的结果
> 可能是，这位来访者治疗多年也无法取得真正的进展。

约恩继续说道：

> 我们在研究生院常被教导说，来访者将告诉我们，他们哪里出
> 了问题。然而，这是不正确的。尽管许多来访者可以将自己的症状
> 告诉我们，但是在他们的内心里实际上出了什么问题，是什么导致
> 了那些症状，他们是无法告诉我们的。相反，这些来访者会向我们
> 呈现自己的问题，他们会将其表演出来。这位患者便是个好例子。
> 她无法用自己的语言向你讲述她的问题，因此你需要从她与你建立
> 关系的行为方面去了解她的内心。

深度领域经验

约恩在心理诊断方面的敏捷与精确最初颇令人尴尬，他仿佛是一束 X 光，
可以透视心理治疗的过程。但是随着时间的推移，我才慢慢明白，他的技能

来自其非常丰富的经验和深刻的见解，这些经验和见解是他通过数千小时刻意练习发展和积累起来的。除无数个小时对自身录像的集中研究之外，他还拥有十年以上的录像督导经验。在我与斯科特·米勒的访谈中，他将这种丰富的临床经验称为"特定领域深厚的专长"，埃里克松与普尔则称之为"心理表征"。埃里克松指出：

> 专业运动员的快速反应并非由于其神经信号的传递速度更快，而是由于他们凭借自己对高级线索的反应而发展出能更好地预测未来情境与事件的能力。举例来说，专业的网球选手甚至在一名网球选手的球拍接触球之前，便能够预测其击球点和落球点。

大师级表现者已经获得特定领域的专业特长。韦斯伯格（Weisberg）研究了具有创造性的天才是如何发展其特殊的能力的，包括莫扎特、毕加索、考尔德等艺术家以及托马斯·爱迪生、莱特兄弟这样的工程师和科学家。所有这些人的共同点便是他们用多年（超过十年）的艰苦努力来发展其在特定领域的深厚的专业特长。

聚焦于技能的临床练习

在我们从录像中识别出在我的治疗中存在的问题之后，约恩通过针对特定技能的角色扮演帮助我学会解决问题。约恩扮演来访者，而我则扮演治疗师。每个练习我们都不是重复一次或两次，而是五次、十次或更多，直到我明确显示出自己对每项技能都已娴熟于心为止。

对处于阈限之上并试图减少其焦虑的来访者，约恩指导我关掉声音，重新观看录像。他指出："来访者的话语可能误导你，因此试着只用你的眼睛进行心理诊断。让我们看看，你能利用什么视觉线索来发现来访者的焦虑在阈限之上迅速升温。"我们重新播放录像。每次我正确指出能显示来访者高度焦虑的非言语信号时，约恩就会暂停录像并说："现在练习对着录像说出你在下次看到来访者呈现这些信号时要对他说的话。"当我错过视觉上可见的焦虑信号时，约恩便会倒带，以确认我的失误，随后我们会再试一次。我们重复这个过程，直到我明确显示出自己可以娴熟地运用这个技能为止。

面对处于阈限之下的、消极的来访者，我的练习则截然不同。约恩说道："让我们来做角色扮演，你担任治疗师，而我扮演来访者。当我态度消极、沉默不语时，你要克制住自己想投入和多说话的冲动。相反，你要保持沉默，留意自己的内心体验。"于是，我们开始角色扮演。当约恩表现得非常沉默时，我注意到自己的内心涌起一阵焦虑以及由此引发的想说话的冲动。我克制住了自己的冲动。在我们的彼此对视中，当约恩像来访者在录像中所呈现的那样动了动他的眉毛时，我再次感到另一阵压力，它迫使我想要说话。一段时间之后，约恩终于开口说话，打破了紧张的气氛。

你感到自己的焦虑上升了吗？那实际上是你的来访者的焦虑，你正在富于同情心地对其产生共鸣。此时如果你开口说话，就释放了这种焦虑，这样你们两人就都不必感受它了。尽管这为你们两人提供了暂时的轻松，但是也阻碍了治疗进展，因为来访者永远无法学会留意并处理自身的感受，她始终卡在那里。如果来访者心理能力较低，如精神病或边缘型人格障碍患者，那么我们必须说得更多并引领会谈，正如你曾做的那样。不过，就这位来访者而言，我们不应弥补她的消极被动。让我们再试一次。

我们多次重复这个角色扮演，直到我安于不再将来访者从沉默中拯救出来为止。

基于模拟的精通式学习

重复性的临床角色扮演是"基于模拟的精通式学习"的一种形式。基于模拟的精通式学习被界定为在人为创设的社会情境中模拟职业经历中出现的问题、事件或条件，这至少从 18 世纪起即被用于医学教育。埃里克松描述了基于模拟的训练的益处。

> 与为实际患者做手术不同，在手术模拟系统中的练习可以随时终止，这使受训者有机会纠正其错误，甚至反复练习手术程序中困难的部分……各种罕见问题和紧急情况都可以由模拟系统呈现出来，从而使操作者可以对于应对此类情况做更好的准备。近期对战机飞行员的研究表明，那些在战机模拟器上针对特定紧急情况进行过练习的飞行员，在实际飞行任务中面对同样的情况时，其反应会更加有效。同样，如果外科医生通过手术模拟系统练习过处置罕见的紧急情况的手术程序，他们就可以在心理上有所准备，再辅以其他额外的练习，他们将能够在真实的手术情景中做出必要的调整。这些学习经验可以帮助外科医生更好地准备应对那些预料之外的罕见的、困难的情况。

这些练习会不会造成治疗师在治疗中对来访者的机械性反应呢？我就此询问了约恩。他做出以下的回答：

> 有些学生最初反对这些练习，认为它们太"机械"或妨碍了他们的创造性。然而，在练习之后，他们发现，进行这些有别于其在治疗关系中的习惯性反应的练习，导致了其个人的成长。此外，他们意识到，一旦他们掌握了一种技术，他们现在就"从骨子里"了

解了这种技术的原则，于是，他们就能够在真正地理解这些原则的基础上即兴发挥了。正如我向他们指出的那样，即兴演奏爵士乐并非随机制造噪音，而是基于对音阶、调式以及潜在和弦结构的准确理解，对一段旋律的特定精细加工。正如在音乐中一样，学生必须非常了解这些潜在模式，他才能知道自己基于什么进行即兴发挥以及为什么进行即兴发挥。

在督导总结时，约恩会布置家庭作业。作业通常包括就我们所讨论的主题进行扩展阅读。布置阅读是临床督导中很常见的作业。如同大多数心理治疗训练一样，阅读的目的是增加有关心理治疗理论的知识。

不幸的是，尽管阅读有关心理治疗的图书和文献让人趣味盎然甚至可以认为是一种享受，但是以我的经验，它对改善实际**技能**的作用极其有限。我不会期待通过阅读有关打高尔夫球的文献来大幅改善选手的击球技能，或者通过阅读演奏音乐的文献来大幅提升小提琴手的演奏技能。学习这些技能需要反复地进行模拟练习——刻意练习——这恰恰是我们心理治疗领域所缺乏的。

独特的心理治疗家庭作业

为了弥补这一差距，约恩在布置临床家庭作业时增加了一个新的、在我看来是独特的成分：独自观看录像学习，同时进行行为演练。针对在每次督导会谈中识别出的失误，约恩确定了少量几个技术（只有少量几个，最多两三个），让我在观看自己做治疗的录像时进行练习。

约恩布置的家庭作业基于他的职业音乐家的训练经验，在这种训练中，教师给学生们布置反复演奏高难度的音乐段落这样的作业。埃里克松在其最初就古典小提琴手的刻意练习的研究中也提到:"音乐家们可以花费数百小时在琴房中针对挑选出的困难乐段进行练习,从而掌握演奏高难度乐曲的技能。"单独的重复练习使学生在身体层面上获得对作品非常深刻的理解。于是技能进入程序记忆,因此成为一种自动化和无须努力的体验,这种体验也被描述为"在状态"或心流①。这对于必须在高唤醒状态下进行表演工作的专业人士来说至关重要,如在公众面前表演的音乐家和运动员,或者其工作事关生死的外科医生。无论你在卡内基音乐厅,还是在世界大赛上表演,或是在医院的急诊室工作,你的技能都需要 100% 自动化。

心理治疗与这些职业有何不同?有人可能是这样认为的,因为我们不在公众面前表演(不像音乐家那样),我们的工作不是竞争性的(不像运动员那样),而且我们的工作也无关生死(尽管我们经常帮助存在高自伤或自杀风险的来访者)。尽管存在这些差异,但实际上我感觉正相反:治疗师的工作可能比其他任何职业都处于**更高的**唤醒状态。我之所以这样认为,有两个原因:第一,我们帮助的来访者极为常见地表现出心理创伤症状;第二,我们的职业需要我们对来访者的创伤保持开放的态度,仔细地倾听、共情并同调来访者的极其痛苦的情绪感受,尽管回避其痛苦体验是我们具有的非常自然的冲动。

与其他职业不同,我们需要在四目相对时抱持来访者强烈的情绪痛苦,同时要迅速而准确地做出复杂的决定。为了有效地做出反应,我们必须处理我们自身的回避体验。这个挑战是我们这个领域所独有的,它也构成了我们掌握专业特长的一个主要障碍(进一步的讨论参见第 8 章)。

---

① 需要注意的是,尽管专家在表演时处于心流状态,但是他们在练习时却努力处于心流状态之外。经由刻意练习达到自动化的过程正好指向心流状态的对立面:这是在一种持续失调的过程中达成持续改进,进一步的讨论参见第 9 章。

在开始的时候，我每天用 15 分钟完成约恩布置的家庭作业，聚焦于陷入僵局的或有恶化风险的案例录像，每周总共要花费一个小时的时间。

约恩的录像督导和家庭作业起效了。先前陷入僵局的案例开始打开局面。在会谈中，我感到自己更有准备，我的来访者也一定会注意到这些。我的脱落率下降了，更多的来访者出现了临床上的突破。

我的刻意练习实验初获成功。然而，我很快看到，我的计划存在一个重大的局限：督导时间不足。约恩并不总是有时间，并且个体督导价格昂贵。任何时候，我的来访者中，至少 30% 的人停滞不前或者有脱落的风险，大约 5% ~ 10% 的个案正在恶化。总体而言，我的大约 50% 的个案可以从督导中受益，这意味着平均 30 个案例中有 15 个需要督导。在 1 小时的督导中，我们只能涉及 1 个或 2 个案例。如果这些所有需要帮助的个案均进行督导，则每周需要 10 ~ 15 小时的督导，而其花费会比我的从业收入还要多。

所以我还需要做点什么。

实验，阶段 2：单独刻意练习

　　为了寻找解决之道，我转向有关专业特长的研究文献。我回顾了埃里克松及其同事提出刻意练习概念的最初研究。在这项研究中，他们考察了三组不同的小提琴手学习习惯之间的差异：最佳演奏者、中等水平演奏者及最低水平演奏者。

　　阅读这项研究时，我以前没有留意的一些内容跃入眼帘。小提琴手的技能是由他们用于**单独刻意练习**的时间来预测的。研究指出："组员的技能水平与他们平均累积的单独刻意练习的时间完全对应。"当作者询问这些小提琴手，什么活动对他们习得技能最为重要时，三组小提琴手（30 人中的 27人）一致回答：单独刻意练习。小提琴手们认为**独自练习**是与提升小提琴演奏水平相关的最重要的活动。

　　单独刻意练习可能是朝向掌握心理治疗临床专业特长的下一个步骤吗？我决定找出答案。

单独刻意练习计划

　　我制订了一个计划。基于刻意练习的研究，我的练习遵循以下程式：

　　（1）观看我自己的临床录像，聚焦于那些陷入僵局的或那些令我感到困惑的个案；

　　（2）完成约恩曾布置的家庭作业（此时我已拥有一个小型家庭作业资料

库，这些是从先前的督导中获得的）；

（3）在整个练习性会谈中，我遵循艾伦·阿巴斯所描述的程序，密切关注我自己的内在情绪状态。

随后我就考虑我应该在刻意练习上花费多少时间。我从文献中得知，专业人士通常每天花费许多小时从事练习。例如，最好的国际象棋选手每天花费将近 4 个小时单独钻研。在有关专业特长的研究中，埃里克松及其同事估计，在大多数领域中，成为一名专家要经过数千小时的刻意练习。马尔科姆·格拉德威尔在其著作《异类》中，称之为一万小时定律或十年定律，尽管成为专家的实际小时数因领域和个体的差异而有所不同。常见的对这个观念的误解是，只要经过数千小时的常规工作，就可以达到专家级的水平。实际上，研究者们所发现的情况更具有挑战性：专家级水平通常需要在常规工作的小时数之外再进行数千小时的单独刻意练习才能达到。

我没有每天 4 小时的时间可以用于单独练习。实际上，甚至每天 1 小时都很勉强。我那时的工作任务包括临床工作（心理治疗）、提供督导、论文写作、与其他治疗者进行咨询讨论、建立关系网、研究生教学等。因此我为自己设定了一个更合理的目标：每天 2 小时，每周 5 天。

单独刻意练习计划 1.0

计划已制订好，我满怀激情和乐观，在日程表上留出时间，准备开始。

我在自己的单独刻意练习实验中注意到的第一件事是一事无成。事实上，我并没有做练习。尽管我已经在日程表上留出了时间，却不知为何总是以做其他事而告终。我会回复电子邮件，撰写研究论文，去健身房健身，打扫办公室——做一切事情，只除了刻意练习。这种情况持续了整整两个星期。我逐渐觉察到自己内在的挣扎。在头脑层面上，我拥有尝试单独刻意练习的强烈意愿，但是我的内心做出同样强度的回避反应。为何这件事如此困难？

我在回避什么呢?

单独刻意练习计划 2.0

我对计划做出两点改变。首先,我设定了一个更合理的目标。尽管我也许在未来需要更多个小时进行练习,但是我现在可以先从每天 1 小时的练习开始。其次,我制订了一个强制性的执行计划。我会煮一壶咖啡,避开所有干扰,让自己坐在电脑前,然后看看会发生什么。我记得,计划的一部分是调整我内心对刻意练习的情绪反应。如果没有什么情绪反应了,那我就做练习。

我被新的计划所鼓舞,情绪乐观,再次尝试。这次,计划生效了。借助强大的意志力和大量的咖啡因,在接下来的一个月里,我几乎每天都坐在书桌前投入刻意练习,我观看自己的治疗录像,把注意力放在治疗过程与自己的内在反应上。成功了!或者至少成功了一半,虽然我平均每天只练习了30分钟,而我的计划中写的是一整个小时。但是,这最起码是朝正确的方向迈出了一步,因此,我完全信任自己。

月底时,我用一些时间反思自己的经验并评估自己的收获。回顾自己的笔记时,我发现了四大好处:

(1)更深地同调我的来访者;

(2)更清晰地觉察自己的工作;

(3)更敏锐地理解自己所运用的治疗模型何处有效、何处无效;

(4)更多的自我情绪觉察。

下面我将逐条详述。

更深的同调

我的第一个发现是,自己正在形成对来访者更为深刻、细腻的觉察。观看录像，使我得以仔细研究他们的身体语言，包括姿势、眼神和声音模式。我注意到，非言语的微表情通常比言语更诚实地传递出情绪感受。这些都是我在治疗的关键时刻会错失的关键的沟通要素，但是在回看录像时我能通过暂停、倒带和重放而捕捉到这些信息。

举例来说，我注意到，一位来访者每当谈及感受时就会转移视线，把目光从我身上移开。另一位来访者则在告诉我她从未对曾经虐待她的父亲感到愤怒时，却无意识地握紧了拳头。还有一位来访者，当说到她为回避家人而感到内疚时，却心不在焉地挠着自己的手臂，而那个地方恰恰就是她割伤自己留下伤疤的位置。

在已经成为经典的《有效的心理治疗关系》（*Psychotherapy Relationship that work*）一书中，约翰·诺克罗斯（John Norcross）列举了对治疗疗效具有实质性影响的变量。其中，工作联盟、共情、目标一致性／合作被认为是"共同因素"的变量，因为它们适用于所有心理治疗模型。这些变量要求深刻、准确地觉察来访者的体验，包括非言语信息和无意识的沟通。显而易见，上述每个变量对心理治疗疗效变异的解释力都十倍于心理治疗模型、治疗师对某个模型的一丝不苟的坚持及其在该模型中的胜任力。

外科医生依赖于其精确性，运动员依赖于其耐力，音乐家依赖于其听力，而治疗师则依赖于其对来访者的同调。

我工作中的一面镜子

我注意到的第二件事，是我对自己与来访者工作时的模式有了更多的觉察。我之前虽然知道自己的记忆不足为凭且带有偏见，但我并未意识到我自己的多少话语和行动是我自己没有觉察到的且在记忆上是不准确的。例如，在一段录像中，我注意到自己在会谈的绝大部分时间里打断来访者。而在另一段录像中，当来访者开始哭泣的时候，我改变了话题。在另一次会谈中，我竭尽全力试图让来访者改变，却忽略了她的矛盾情感。

日复一日，周复一周。观看自己的治疗录像使我逐渐认识到，由相似的临床错误而呈现出的模式在许多案例中都存在。我把这些有问题的模式记录下来，并将我要提高的特定方面的技能列了清单。

例如，在许多录像中，我注意到来访者处于被动或顺从的地位，他们都是在跟随我而不是被他们自身的改变意愿所推动。研究这些录像时，我还发现，我不断地打断这些来访者，这可能鼓励了他们的被动或顺从。为了解决这个问题，我在便利贴上写下"不要打断"几个字，并将其贴在椅子旁边的办公桌上。一段时间以后，我不再打断来访者（几周后，我妻子对我说："我注意到你比平时更安静了。你整晚都没有打断我说话。你没什么问题吧？"于是，我知道这方法真的有用）。

模型在哪里是对的

观看自己的治疗录像的第三个好处是我对自己所运用的心理治疗模型有了更多的了解。在录像中，我可以清楚地看到自己所运用的模型在多大程度上适合每位来访者。这个模型有助于我理解来访者，但有助于来访者理解自己吗？来访者明白依据这个模型来进行干预的道理吗？这些干预有助于来访者的成长或疗愈吗？来访者的哪个方面无法为这个模型所解释，或者甚至与这个模型不匹配？

检验模型是否适合每位来访者至关重要，因为与所有模型一样，我所运用的心理治疗模型也并非真正实际存在的：它只是一个假设。我所运用的心理疗模型，集中短程心理动力学疗法（ISTDP），是依据医学治疗模型而建立的，该模型提出患者问题的原因（病因学）、解决方案（治疗方法）及可预测的改变模式（预后）。然而，与现代医学（如肺病或骨折的治疗）不同，心理治疗模型并非基于基础科学的实证研究。这是因为我们确实还没有对脑、人格及情绪进行充分的基础科学研究。

相反，心理治疗理论仅仅是理论，是一种基于每个特定模型创立者的洞见与临床经验的精心描述的比喻。弗兰克将心理治疗模型描述为一个基本原理、概念体系或假说，为患者的症状提供一种可信的解释，为解决这些问题制定一套仪式或程序。尽管大多数理论就来访者问题的起因与解决方案都有言之确凿的自信，但是所有执业治疗师都会告诉你，在实施治疗时大家的实际操作通常都各行其是。正如电视商业广告有时在销售辞令的最后快速地说一句："结果可能会不同。"人类的心理和行为极其复杂。心理治疗模型可以预测与解释人类行为的某些方面，但也总会错过一些其他方面。这可能是为何某个模型的特定心理治疗技术只能解释不到 1% 的心理治疗疗效变异的原因之一。

正如普鲁士军队参谋长菲尔德·马歇尔·赫尔穆特·毛奇（Field Marshall Helmuth Moltke）那句著名的话：没有任何作战计划在真正与敌人遭遇后仍然有效。尽管我的半数来访者可以赢得他们的战争，但是其余半数却遭遇了溃败。

心理治疗会谈录像将样本量为 1 的实证科学研究应用到心理治疗领域中。观看自己的治疗录像帮助我识别来访者对模型的反应：模型在何处有用，何处无用，在何处甚至误导了我。

情绪的自我觉察

我从刻意练习中获得的第四个洞见最令人惊讶：观看录像时，我对自己非常强烈的情绪反应有了觉察。在观看录像时，我会同调自己的反应。通常，我首先注意到的自己的体验是焦虑：胸部紧张，呼吸急速，两腿紧紧交叉，手臂紧张，双手动来动去。这些表现通常都伴随着消极思维：尴尬（"我的会谈不好"），悲观（"这不会有用"），无助（"我做不到；我应该放弃"）等。

是什么导致所有这些焦虑与自我攻击？

观看这些录像时，我带着这些体验坐在那里，专注地深呼吸。10～15分钟之后（最初需要花费更长的时间），我逐渐注意到，我的消极思维减退，取而代之的是涌来一股不断加强的、混乱的情感。曾经有一位在童年时遭遇过可怕虐待的幸存者，当我询问她的情感时，她缄默不语，退避到情感隔离中，当我注视这位来访者时，我感到悲伤；当看到另一位来访者困难而诚实地面对其成瘾问题时，我满怀希望；当面对另一位可能自杀的来访者而不以一纸防自杀协议请她假装没有这回事时，我感到恐惧；当另一位来访者怒不可遏，而我没有试图说服他别这样时，我感到愤怒；当我听到来访者讲述她曾伤害过的所爱之人时，我回忆起在与自己的关系中受到伤害的那些人，此时我感到内疚。

在回看治疗录像时，我看到来访者和我都在与我们原始而脆弱的人性搏斗，这让我不禁掉下眼泪。

这个循环在观看每一段录像时都会重复进行：紧张，随后是消极思维，继而是深刻的情绪感受，最后以我洒泪而告终。观看心理治疗录像之所以艰苦，是因为我们要面对来访者身上所呈现出的我们自己的部分。来访者的情绪感受唤起并揭露我们的情绪感受。他们的希望唤起我们的希望，他们的悲伤唤起我们的悲伤，他们的内疚唤起我们的内疚。正如罗马剧作家特伦斯（Terence）所言："人性所有，亦我所具。"

我意识到心理治疗是一项艰苦的工作，因为心理痛苦会影响人际关系。心理治疗要求直面极度的痛苦。每一天，我们面对人存在的危机，毫无退缩、贬低、回避或掩饰。

这些反应发生在我的心里，在我的情绪"背景"下，在每一天的每一次治疗会谈期间。不过，我此前却没有觉察到这一点，因为我的注意力完全集中在帮助来访者上。使用会谈录像进行的单独刻意练习，帮助我逐渐形成对工作期间发生的内在情绪过程的自我觉察。随着我日益能觉察和接纳我自己的情绪感受，我在会谈中更少感到紧张、更少实行防御，对来访者的经验也能保持更加开放的态度。（第 8 章将进一步讨论回避体验的挑战，第 9 章、第10 章将提供单独刻意练习训练方面的帮助。）

艰苦的刻意练习

单独刻意练习与跟专家督导师进行的录像督导非常不同。尤其不同的是，它要艰苦得多。在督导中，我只需遵循督导师的指导即可。而在单独刻意练习中，则是我自己坐在船长的位子上，为自己的学习负责，训练自己的觉知。这需要付出更多的努力。专注于与录像中的情况及我自己的内在反应保持同调，而非分心去检查邮件或登录 Twitter，这些都令人精疲力竭。

我在单独刻意练习中遭遇困难的经验与文献中的描述相符，这些经验最初被埃里克松及其同事注意到，后来又得到其他研究者的确认。库格兰（Coughlan）等人报告，刻意练习富于挑战性，需要付出努力，需要重复进行练习、得到持续的反馈，而且可能练习本身就并不令人愉悦，甚至难以立即得到回报。埃里克松声明：

> 刻意练习的核心挑战在于，只要人们希望将自己的表现提升到现有水平之上，就要持续保持努力以求改善……运用这种方法时，个体专业水平的提高，并不会减少对其进一步的努力的需求——如果说有什么不同，那就是对其付出努力的要求实际上增加了。

举例来说，进行单独刻意练习比提供心理治疗更为艰难。在治疗中，我可以进入一种心流的状态。而刻意练习则是通过有意识地处于心流状态之外起作用的。

> 总而言之，对致力于成为有抱负的专家级的练习者而言，其关键的挑战在于当其技能达到自动化水平且身体上适应了目前活动所需要的生理唤醒水平时，便难以再持续保持提升技能水平所需的努力。……那些具有专家级水平的人必须主动抵抗这种倾向，刻意构建和寻求训练情境并在这种情境中设置超越其当前操作水平的目标。

在我的生活中，我曾接受过许多活动训练，包括攀岩、水肺潜水、飞行等。但是在心理治疗领域中进行单独刻意练习比在所有这些活动中都更艰难，因为它要求我面对情绪上的脆弱感。我所接受的其他所有训练都要求向外集中能量：攀岩时，我寻找抓手；飞行时，我要小心飞行高度和相关的仪表指示；潜水时，我监视计量表和潜水的深度。但是在心理治疗的单独刻意练习中，当我观察自己——自己的思想、感受乃至焦虑时，我是将自己的一些能量向内集中的。

情绪耐受力

单独刻意练习之所以艰难，还因为它要求治疗师具有相当程度的情绪耐受力。心理治疗要求治疗师在整场会谈期间（一般是50分钟内）一直与来访者在情绪上保持同调。训练几年之后，我虽然能够与来访者坐在一起，连续不断地谈话几个小时，然而，我并不具备这种耐受力，让我在这段时间里准确地与来访者的情绪同调并将自己的情绪保持在来访者随时需要的状态下。

在经历了一个漫长的工作日或繁忙的一周之后，我肯定不愿意自己呈现为自己见到的那位来访者的样子。

单独刻意练习促使我们承受恰好足以打破我们的能力稳态的且可以适应的负载，以帮助我们培养情绪耐受力。

> 人体时刻试图维护体内的平衡……技能的不断提高及其所要求的耐爱力要求人们持续地处于超负荷状态（即每周增加强度、频率或持续时间），而且它们持续地将与该过程相关的生理状态推到人们的舒适区之外，从而达到更高的生理唤醒水平并对此产生适应能力。

在运动或体能训练中，许多人都熟悉这个过程，即超负荷训练，继而适应。同样的过程也适用于训练我们的心理和情绪能力。

> 从理论上讲，人体及大脑遵循最省力的规则（也许甚至可以称为法则），即以所需的最小的新陈代谢消耗来维持我们的活动。因此，当生理系统，包括神经系统，因为新的或不同往常的活动而产生压力时，这些系统就会产生生化信号，促发能够导致生理适应和更简单的认知调节的过程，从而减少所需要的新陈代谢的消耗。这种现象在大多数习以为常的日常活动中显而易见，如在驾车、打字或艰苦的体力劳动中。在这些活动中，人们会通过将活动自动化来使其达到自己所期望的作业水平时需要付出的努力最小化。当人们按照一个常规时间表规律性地从事同一活动足够长的时间之后，生理与认知的适应均已完成，此后继续从事该活动将不会导致任何额外的改善，而只是让其表现维持在同一个水平上。专家级表现构架的核心主张是，技能的进一步提升需要不断增加挑战的难度并投入针对提高当前技能水平而设计的特定的练习中——或换句话说，就是进行刻意练习。

从这些领悟中，我发展出一套指向提高心理治疗耐受力的刻意练习的训练内容（参见第 10 章）。提高心理治疗的耐受力是一个费力、渐进和长期的过程。这个过程常常只是包括许多个小时的专注练习，没有其他捷径。观看自己的录像进行刻意练习是我每天要做的一成不变的、也是最艰难的事情。正如我的攀岩伙伴所言："攀岩很难，因为它不容易。"

一份刻意练习日志

受达里尔·乔及其同事 2015 年的研究启发，我产生了记录一份刻意练习日志的想法。埃里克松及其同事在 1993 年对专家级小提琴手的研究中，最先运用日志追踪刻意练习的进展。在自己的刻意练习日志中，有一行是我每天必写的：我用于单独刻意练习的时间，我在那一天特别关注的东西以及练习的心得。我还记录了自己体验到的显著的内在反应（如焦虑、悲伤等）以及我个人生活中可能影响练习的情境（如家庭冲突、家人拜访等）。

表 4.1　单独刻意练习日志

日期 / 时间	时长	焦点	备注
2015 年 8 月 28 日上午 9 时	30 分钟	教练布置的评估与干预技术	收益有限；健身之后过于疲劳，影响了注意力的集中
2015 年 8 月 30 日上午 9 时	30 分钟	训练 1（观看自己的治疗工作录像时进行情绪的自我觉察）	紧张与回避；与女儿的争吵令我心烦意乱；妻子外出旅行
2015 年 8 月 31 日中午	60 分钟	30 分钟训练 1（情绪的自我觉察），30 分钟练习教练布置的某治疗模型的特定干预技术	做训练 1 的时候，最初 15 分钟我感到紧张，伴随着相当强烈的回避性体验，随后我哭了
2015 年 9 月 1 日	未练习		同事的电话让我分心了

（续表）

日期 / 时间	时长	焦点	备注
2015 年 9 月 2 日 下午 1 时	60 分钟	耐受力训练	开始时紧张、回避；中间平静、注意力集中；结尾时疲劳、精疲力竭
2015 年 9 月 3 日 上午 8 时	50 分钟	25 分钟训练 2（同调：观看）， 25 分钟训练 3（同调：倾听）	最初因为与同事的争执而分心；后来感到精力充沛、注意力集中
2015 年 9 月 4 日 上午 9 时	55 分钟	25 分钟训练 4（同调：感受）， 20 分钟训练 5（活动 / 模型评估）	紧张、回避，随后对于录像中的来访者产生了强烈的情绪反应
2015 年 9 月 8 日 上午 8 时	20 分钟	会见来访者之前进行热身	对即将开始的会谈感到乐观和热情

下一步

我最初进行的单独刻意练习实验是成功的，于是我渴望做更多尝试。此外，我想教授我自己的学生如何运用单独刻意练习。

据说，除非你尝试教授一个科目，否则你永远不会真正明白自己对它的理解程度如何。当我浏览自己的笔记，准备教授自己的学生如何运用单独刻意练习时，我才强烈地意识到，自己仍对若干重要的问题尚无答案。也就是说，我不知道，我们应该练习**什么**以及我们应该**如何**练习？我没有一个将刻意练习用于心理治疗的清晰或一致的模型。我基本上是即兴发挥。对我个人来说这已经足够了，但是对督导新手治疗师来说是不够的。

当再次回顾刻意练习的文献时，我发现在其他很多领域中已经被发展出的、被证明有效的练习模型。也许心理治疗不必另辟蹊径。我们是否可以学习其他领域是如何练习以达到专家级水平的？出于这种考虑，我回顾了刻意练习文献。下面就是我的发现。

The Science of Expertise: Learning from Other Fields

Part II

第二部分

专业特长科学：向其他领域学习

在本书的第二部分中，我将探索我们能够向其他领域关于专业特长的培养方面学习什么。关于练习什么与如何练习，每个运用刻意练习的领域都拥有自己的模型。心理治疗与其他领域不同，因此我们不能只是简单地复制另一个领域的刻意练习模型。然而，一些领域所涉及的工作内容与心理治疗是相关的。研究这些领域如何运用刻意练习能够帮助我们专门构建一个心理治疗的专业特长模型。

在回顾刻意练习文献的过程中，我发现有四个领域与心理治疗的工作特别相关。这些领域是医学、音乐、危机管理以及精神静修。在接下来的章节中，我将逐一探讨这些领域。

医学领域的专业特长：聚焦于临床疗效

刻意练习的过程包括分解、重复与聚焦。我们分解出具体需要改善的技能，重复训练以提高该技能，并且聚焦于该技能的训练，直到有明确的证据显示这个技能已经提高到新的水平。巅峰成就的故事通常也是旷日持久的分解、重复与聚焦的故事。

持续成功地分解、重复与聚焦并非易事。正如我将在本书第四部分中所要深入讨论的那样，练习者必须正确组合个人特质与环境因素来投入单独刻意练习之中。不过，刻意练习所要求的最基本也是最突出的个人特质，或者说是刻意练习的**必要条件**，即意志力。

不幸的是，意志力并非我的优势所在。当我开始接受约恩·弗里德里克森的督导时，我住在旧金山湾区。我有一群好友，当地气候宜人，一天24小时，一周七天，我总是有事可做。丰富的社交生活乐趣横生，但这样的环境对专注于单独刻意练习就不那么有利了。我常常没有足够的毅力克服社交生活的干扰。

我进行单独刻意练习的动机主要是自己对学习的好奇心及对自己在治疗上变得更加有效的向往。好奇心和志向这样的特质能够让我在几个月里实验单独刻意练习，但是不足以让我长期维持练习。然而，幸运的是，命运为我的专业发展赐予了一份礼物：孤独。

迁居"月球"

2012 年，我举家迁往阿拉斯加费尔班克斯。费尔班克斯位于北极圈以南一小时车程。它在小镇北极（North Pole）的北边，而这个小镇因拥有两个军事基地和一座 12 米高的圣诞老人雕像而闻名。我们因为我的妻子的职业变动而搬迁到此。她受聘成为阿拉斯加大学费尔班克斯分校的助理教授。

加州伯克利与阿拉斯加中部之间的差异令人震惊。当我们在一月一日到达费尔班克斯时，当地的气温是零下 40 摄氏度，而且只有大约三个半小时的"日光"。实际上那更像黎明，因为太阳刚勉强升至地平线以上，却在 30 分钟后再次落下。搬到费尔班克斯让我感觉就像搬到了月球一样。

我不适应在费尔班克斯的生活。我在大城市长大，崇尚自由，注重科技。大多数阿拉斯加的男人将青春用于在荒野上猎捕驼鹿。而我则将青春用于在父母的地下室玩"地下城与龙的游戏"，以及早期的计算机编程。如果说我是一条离开了水的鱼儿，那是轻描淡写，其实我更像一条金鱼，被从温暖的水箱中拿出来，然后被放入置于冰箱中的一盒冰里，四周环绕的是大块的冷冻野味（不过，费尔班克斯的居民极其友善。在那里的三年间，我没有一次不愉快的社交经历，而在伯克利或旧金山的街道上，短短几分钟里就很容易遭遇煞风景的事）。

尽管搬到阿拉斯加中部冻结了我的社交生活，但是也为我提供了一丝光明：充足的、不受干扰地专注于单独刻意练习的机会。幸运的是，我找到一份很棒的工作，在阿拉斯加大学费尔班克斯分校学生健康与咨询中心担任咨询部副主任。虽然我在阿拉斯加的生活过得艰苦，但是也有一个亮点，那就是我的新上司，医学博士奥尔德里奇（B. J. Aldrich）。他鼓励我在我们的中心尝试拓展咨询服务。其中一个项目就是我们尝试启动了心理学博士研究生的实习项目。我担任他们的督导师。

　　因为意识到传统临床督导的局限性，所以我给这些研究生布置刻意练习的家庭作业，帮助他们巩固临床技术。虽然他们反馈该家庭作业有帮助，但是我布置作业的程序非常特别，即我只是每次督导会谈时即兴发挥，所以给人的感觉是散乱而不完整。

　　我意识到，自己需要一个更完整的适用于心理治疗的刻意练习的计划或模型。查阅了相关心理治疗文献后，我发现，尽管杰出的研究者们提倡在心理治疗中运用刻意练习，但是尚未有人就如何操作制订出一个具体的计划或开发出一个有效的模型。更确切地说，我力图回答以下两个基本问题：（1）我们应该练习什么；（2）我们应该如何练习。

制定一个心理治疗刻意练习模型

　　其他领域用数个世纪形成了自己的刻意练习模型。举例来说，直到 19 世纪，古典音乐才开发出练习曲——专门设计的用于练习具体技能的简短乐章。

　　心理治疗是一个相对年轻的领域。弗洛伊德在 19 世纪与 20 世纪之交才开始与躺椅上的患者开始进行谈话。我们所在领域的发展比音乐、运动及医学落后几千年，因此我们才刚刚开始着手为刻意练习开发一个模型。

　　我先简单回顾一下刻意练习的基本要素。正如在第一部分中所讨论的，刻意练习基于五个核心要素：

　　（1）观察自己的工作。

　　（2）获得专家反馈。

　　（3）设置刚刚超越自己的能力的微小递增性学习目标。

　　（4）反复演练具体技术。

　　（5）持续评估自己的表现。

　　尽管每个领域的刻意练习都包含这五个基本要素，但是对每个领域而言，其刻意练习的实施又都是独特的。人们练习国际象棋的方式，不同于练习篮球、古典音乐或舞蹈的方式。

在开发心理治疗刻意练习模型时，我们能够从其他领域如何开展练习中学习什么呢？为了进一步探索这个问题，我转向了 2006 年版的《剑桥专业特长与专家级表现手册》。这本多达 901 页的著作实际上是刻意练习的百科全书，其中有超过 40 章的内容都在探讨诸多领域中的专业人士如何获得专业特长，包括计算机编程、写作、运动、音乐、表演、舞蹈、国际象棋、记忆、数学、历史等。心理健康在本书中明显付之阙如。我的问题是：如果《剑桥专业特长与专家级表现手册》包含关于心理治疗的章节，其内容会是什么？

医学教育的自然教学法

幸运的是，我们并非医疗保健方面唯一经历训练危机的领域。与心理健康领域最近发生的情形类似，医学训练领域的缺陷也由 20 世纪 90 年代以来的一系列研究揭露出来。这些研究已经促使医学教育的领导人重新检视此前确立的临床训练方法，并尝试从专业特长科学中收集新的方法。

传统医学教育基于自然教学法理论，该理论源自 19 世纪的欧洲。在此之前，医学教育主要在教室完成。为改善主要通过书本学习进行临床训练的局限性，自然教学法强调，实际临床经验是首要的和最有效的医学训练方法。医疗革新者奥利弗·温德尔·霍姆斯爵士（Sir Oliver Wendell Holmes），那个在当时持颇具争议的观点（即认为医生可能在病人之间传染产褥热）的医生，概括了自然教学法的主要理论：

> 正如我所相信的，一名学生所获教导的最重要的部分，不在教
> 室，而在病床边……学生必须与教师一起问诊，观察了解疾病的各

个方面、其形成的原因及问能可能的关键点，才能真正意识到他们学到了什么。

在自然教学法中，长期临床经验被视为获得医学专业特长的充分必要条件：医学生通过长期接触患者所积累的临床经验足以确保他们成为胜任的医生……在自然教学法中，结构化的、分级的教学要求，技术练习以及结合反馈的目标评估都会变得无足轻重。威廉·奥斯勒爵士（Sir William Osler）是牛津与约翰·霍普金斯的杰出医生，在其 1903 年的题为《作为大学的医院》（*The Hospital as a College*）的演讲中，他将这种方法概括为："教会学生如何观察，也给予其大量的事实进行观察，而这些事实本身就会带来学习的成果。"

从那时起，现代医学教育体系的框架就基于这种自然教学法了。医学教育，就像心理治疗训练一样，是围绕一系列临床训练场所而组织起来的，学生们在这些场所的主要学习活动是通过被督导获得临床经验。医学生训练需要经过实习、住院医师训练及专科医师训练三个阶段，同样，心理治疗训练也需要课内见习、校外实习及毕业前实习。

将医师的训练从教室迁移到患者的病床边无疑改善了其临床训练，几乎没有现代医学专业人士会贬低临床经验在训练中的重要性。然而，20 世纪末的一系列关于医学教育的研究提出了通过督导获得的临床经验对提高特定临床技能的局限性。举例来说，20 世纪 90 年代末，针对特定临床技能进行的三项研究发现，在心脏听诊与心音评估方面的操作上，执业医师并不比医学生更娴熟。

这些研究引发的担忧推动了医学训练的日益革新。这场运动的一位领导人物是威廉·麦加赫（William McGaghie），一名心理学家，他过去数十年来都致力于通过专业特长科学来改善现代医学教育。麦加赫在医学教育革新方面的努力集中于从"一种仅仅基于长期临床经验的被动的临床医学课程体系"转向聚焦于技能、疗效提升的刻意练习。虽然麦加赫承认真实临床经验在训练中的价值，但是对自然教学法关于经验本身足以导致专业特长的观点进行了抨击：

> 奥斯勒提出的**自然教学法**的结构性、操作化的表现，在医学院每天都能看到，在住院医师训练和研究院课程中仍然保持着传统的"久负盛名的"教育实践，如晨间报告和教授查房。但医学生与住院医师需具备的关键的学习成果（如临床技能、病例记录的技能以及在治疗团队中的沟通技能等）却很少被严格地或基于可靠的数据进行评估，而这样的评估对医学生及其学业进步的有效决策至关重要。

相应地，麦加赫建议将刻意练习用作医学教育的核心元素。他指出："医学教育中的刻意练习意味着学习者从事困难的、目标取向的工作，接受教师的督导，后者提供反馈和矫正，在高成就期待的条件下，医学生的技能获得修正与提升。"

2011 年，麦加赫及其同事发表了一篇论文，他们在文中分析了 14 项研究，这些研究比较了传统医学教育与运用刻意练习及临床模拟进行的技能聚焦的训练。用他的话说，结果"明明白白"：刻意练习与基于模拟的训练远胜过传统的医学教育。仅仅以临床经验为重点的传统医学教育的奥斯勒式方法已经过时了。

你也许熟悉经典的医学训练箴言"观察、实际操作、教学"。相形之下，麦加赫提出的训练方法可以被概括为："观察，更多的实际操作，一直实际操作，直到你做对为止。"

当我浏览麦加赫的有关医学教育的论文时，我似乎瞥见了我所希望的心理治疗训练在下一个十年的可能的发展方向。我给他发邮件，请求进行拜访，他立刻回应了我。

医师中的海豹突击队

我询问麦加赫，他的受训者对刻意练习反应如何。他们认为进行额外的工作、付出额外的努力值得吗？他给出了肯定的回答。

> 一旦受训者进入实验室并理解他们在做什么，就不存在动力问题了。数据让他们信服。受训者都具有一种内在动机，即不仅要做好，还要杰出。我告诉他们："我们将把你们变成医师中的海豹突击队。"于是，他们就立刻明白了。他们明白，专业特长来自于艰苦的工作与努力的汗水。这本来就不应该被当作是一件容易的事情。

他还指出："重要的是早早向他们说明，你是将对他们的评估作为一种帮助他们提高的工具而非一件对付他们的武器。"

我随后请教他如何看待刻意练习在改善心理治疗训练方面的潜力。他的回应令人鼓舞："刻意练习对其他领域很有效，因此没有理由认为它对心理治疗领域无效。"不过，他也提出一些警告。

转化科学

他首先强调："重要的是测量所期待出现的疗效和结果，以确认刻意练习是否确实有帮助。"这个概念的学术用语是**转化科学**。我们不应只是假设练习将使我们成为更好的治疗师，而是应该持续地评估训练方法是否实际转化为了疗效方面的改善。转化科学提出四个层次的训练效果：

T1：在教室或模拟操作中成绩得到提高（即胜任力）；

T2：为患者提供服务的过程得到改善（即对治疗程序的固守）；

T3：患者的疗效得到改善；

T4：附带效果（如节省开支、维持技能等）。

不幸的是，在心理治疗研究中，至今只有少量研究表明训练的作用超过T2（参见图 5.1）。换句话说，我们可以训练治疗师使用一种心理治疗模型，但是我们只有有限的证据表明该训练实际改善了来访者的疗效。例如，最近一次对 36 项不同研究的元分析发现，治疗师对治疗程序的固守及其胜任力在来访者的症状改变方面作用微小。

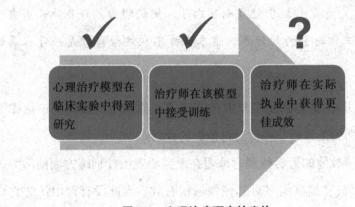

图 5.1　心理治疗研究的实施

这方面的一个例子最近出现在瑞典的头条新闻中。在过去十年间，瑞典国家医疗服务体系，在基于实证治疗的名义下，花费了 70 亿克朗（约合人民币 70 亿元）训练和说服心理治疗师运用认知行为疗法（CBT）。这项大规模的投入对患者的实际疗效产生了怎样的结果呢？毫无作用。瑞典国家审计署对该项目进行审查后发现："引导患者朝向特定的治疗方法（CBT）对实现治疗目标是无效的。"这是将训练转化为实际临床疗效改善方面的一次让人震惊的失败。

麦加赫博士关注的另一个例子，可以在最近的一项研究中找到，这项研究检验了在英国进行的一项类似的大范围认知行为疗法训练的结果。研究发现，CBT 方面的训练增加了治疗师的 CBT 胜任力及其对 CBT 治疗过程的固守（即训练达到了 T1 与 T2 层次的效果）。然而，该研究还有个特别的发现，即治疗师在 CBT 方面的胜任力水平与更好的临床疗效（T3 层次）之间没有关联。不出所料，来自该研究的数据也表明了不同的治疗师具有疗效上的差异。有些治疗师的疗效比其他人的疗效要好得多，但是 CBT 方面的胜任力却与改善来访者的疗效不相关。

在此我想强调，我绝非批评 CBT。实际上，如果有人说，提高治疗师对其他心理治疗模型的治疗程序的固守会提高疗效，那才会让我感到惊讶。我们面临的挑战并非在于选择正确的心理治疗模型，而在于弄明白如何帮助治疗师让治疗变得更加有效，而不论他们开展治疗工作时运用的是哪个模型。

与之形成对照的是，医学领域运用刻意练习及聚焦于技能提高的临床模拟训练已被证明可以达到第三层次（T3）（患者的疗效）与第四层次（T4，即附带的公共福利改善）的效果。举例来说，麦加赫及其他人的研究表明，刻意练习导致 ICU 感染率降低，分娩并发症更少，术后恢复更快，住院时间缩短，输血量减少以及 ICU 监护的减少。

我在想：如果我们能找到更好的训练方法，那我们在 T3 与 T4 层次的效果会是什么样子呢？

在我们会谈结束时，我请求麦加赫博士给予我指导："我们想将刻意练习引入心理治疗领域。基于您过去几十年将其引入医学领域的经验，您有何建议？"

他回答了两点。首先，他指出了改变的难度，以及人们对改变所具有的不可避免的抗拒。"医学训练中最强大的阻力是惰性。"他警告说。

其次，他强调在这个领域中开展系统性研究的重要性。

转化教育的成效很难达到，也无法通过孤立的、一次性的研究来实现。相反，在医学教育研究领域中，转化教育的结果是通过整合性的教育与健康服务研究项目来实现的，这些项目具有专题性、持续性及累积性的特点……通常包括由不同科学家与学者组成的跨学科的团队，并且必须精心设计和管理才可以产生明确的结果。

麦加赫概述了在一个领域内整合刻意练习的三个必要步骤。这三个步骤是：（1）在实验室或实地情境中收集专家级的表现；（2）确认可以解释专家级表现的潜在机制；（3）检查专业特长如何形成。

将麦加赫概括的刻意练习的三个步骤融入医学训练中是个令人望而生畏的任务。不幸的是，对心理治疗而言，这甚至更加艰难。麦加赫的计划从第一步开始，但是在心理治疗领域中，我们实际上需要从零开始，因为我们尚未就什么是专家级的表现达成一致。

对于将刻意练习融入心理治疗来说，麦加赫概括的步骤中存在一个虽未明言却很基本的假设，那就是我们在什么是"优异表现的客观标准"这一点上达成共识。这彰显了医学领域相对心理治疗领域的一个相当大的优势。在医学中，医生们能够很容易就大多数医疗程序的有效性达成一致。相形之下，在心理治疗中，我们关于"什么是好的治疗"这个最简单的问题却仍未达成什么共识。

模型或风格胜过疗效

治疗模型或风格，这听上去是不是更像美术学校的作品集而非一门临床科学？这是因为我们的临床训练和教学早已忘记对临床训练来说实际上最为重要的变量：来访者的临床疗效。换言之，患者有从治疗中受益吗？

　　我的研究生课程，像大多数课程一样，以期末考试结束。每个学生必须向教师小组提交一份其训练的临床案例报告，又被称为临床作品。这个报告由一份个案概念化报告与一份会谈过程的逐字稿构成。

　　在我所在的那所大学中，学生们都知道，临床作品通过的胜算很大程度上取决于被随机分配给自己的教授小组成员（我们称其为临床作品抽奖）。每位成员都有自己偏爱的治疗模型与风格。如果抽到的一两位成员运用的治疗模型或其治疗风格与你的不一致，那么你的临床作品无法通过的概率就大得多。举例来说，由于与小组成员存在上述不一致，我当时的女朋友的第一个临床作品就没有通过，尽管她的临床技能与个案概念化技能都比我强得多。

　　我并非在抨击我所在学校的研究生课程。他们对临床作品评审的工作程序遵循了这个领域的最佳执业标准。此外，我所上的研究生课程并非是唯一一个在鉴别什么是好的治疗方面遭遇挑战的。精确的技能评估是我们整个领域所面临的问题。例如，1999 年，在发现由持照心理学家组成的评估委员会无法对申请者的案例报告达成一致意见（即所谓评分者信度过低）之后，加州心理学委员会（California Board of Psychology）就终止了此前使用的口试这一形式。

　　若干年前我个人的一次经历也可以作为这个问题的例证。我们结婚之前三个月，我的妻子获得西部某州一所大学的教职工作。该大学拥有一个对她所在的研究领域（野生生物学）而言师资强大的系（学院），故声名远播。这份工作为我的妻子提供了一次绝佳的机会，于是我们激动地准备搬家。当时唯一的问题是：这所大学位于一座很小的城镇，我担心自己能否找到工作。幸运的是，大学里常拥有解决这个"两体问题"的办法：配偶聘用，即申请人一旦被聘用，大学为其配偶提供就业机会。计划雇用我的妻子的系主任为我争取到了资金，让我在大学的咨询中心兼职，该中心也是心理学训练项目的一处临床训练诊所。

当我联系咨询中心的主管时，对方非常友好。他解释说，我需要通过标准的员工面试流程，其中包括展示我自己做临床工作时的录像。我告诉他没有问题，因为我这些年已经在使用治疗录像来接受临床督导与寻求专家建议。

面试采用的是通常的形式。我提交了一例来自实践的临床案例样本，附有一份会谈录像以及一份个案概念化报告。此外，我还带了一份我的临床疗效数据报告提交给他们。我在私人执业中收集疗效数据已有一段时间，并且在如何利用这些数据更好地测量、利用和报告我们的临床疗效方面兴趣日益增加。我以为其他心理学家会热切痴迷于心理治疗的疗效数据。当时我一点也没想到，我理想主义的天真想法即将在我们临床文化的坚硬岩石上撞得粉碎。

面试时，我会见了咨询中心的资深职员以及在那里接受训练的学生。面试开始时毫无波澜。他们询问了我的训练背景、私人执业等情况。这部分会谈进行得很顺利。随后我展示了自己的一段心理治疗会谈录像。录像中的来访者是一位年轻的女士，她长期心境不佳、焦虑。她在童年时经历过身体和情感上的虐待。虽然她非常聪颖，能言善辩，但是没有工作，没有目标。她的朋友和恋人都对她不好。当痛苦的感受涌起时，她的焦虑感会急剧上升，于是她就会诉诸自我破坏性的应对行为，包括吸毒、自伤或者从事危险的性活动。

这位来访者之前接受过多位治疗师的治疗，但是都不成功。从这些经历中，她已经被训练成一个"很好的"来访者。她可以像一名专业人员那样谈论自己以及自己的问题。然而，在谈论自己时，她情感隔离或者甚至对自己表现出轻蔑。尽管多年接受治疗，但她从未学会如何以一种健康的、自我悲悯的方式来接受自己的痛苦感受，因此她的情况一直未获改善。

我们的工作聚焦于三个主要步骤：（1）帮助来访者确定她的情绪的诱发

事件，通常都是和人际关系有关的事件；（2）帮助她不再用自我破坏性的行为来应对；（3）培养她怀着更多的自我悲悯和耐心与其痛苦感受共处的能力。我们已经会面一年半之久，来访者对我们在一起进行的治疗工作反应积极。她已经一年多没有自伤或使用毒品了，也找到了对她来说更健康的朋友，与其他人也建立了更健康的关系，有了一份兼职工作，还被一所社区大学录取。她的疗效数据显示，她正朝着积极的方向恢复。

我呈现的录像有十分钟，包括了我和她在一次会谈中的数个片段。这次会谈发生在她的治疗进行了大约一年的时候。这次会谈对来访者来说特别有冲击力，并成为我们工作的一个转折点。在会谈中，她体验和表达了对妈妈没有保护她免受虐待的强烈愤怒。与先前的会谈不同，她当时能够抑制那种通常因为表达了情绪感受而产生的内心强烈的羞愧反应。与之前的这种羞愧反应相反，她发现了自己非常强烈的情感，这包括她之前回避的对母亲的爱与渴望，因为对母亲的愤怒而产生的内疚感，还有因为失去了自己想要的天真快乐的童年而产生的悲伤感。会谈结束时，来访者感到自信心增强，并冷静地决定改善自己的未来。

我选择展示这段录像出于以下两个原因：第一，来访者对我们的治疗工作反应积极；第二，本次会谈是我运用的治疗模型与我的治疗风格的一个很好的例子，因为它在心理动力学框架内，结合了聚焦于情绪情感的关系、认知、行为与体验技术。这次会谈尤其突出了我运用技术中断来访者习惯性和自动化的自我攻击行为，每当她对妈妈具有强烈的情感时，这种行为就会出现。在当下中断这些无意识的行为，使来访者在行为发生时能够聚焦于自己的情感体验上，并因此帮助她区分了她自己与她的羞愧感。她得以从"我感到羞愧"中看到"我在运用羞愧来反对我自己"。这在来访者内部创造出某种情绪空间，促进了她对自己所具有的对原初依恋对象（特别是其妈妈）的非常复杂的情感进行自我悲悯。

当我们观看录像剪辑时，我感觉到房间里充斥着焦虑不安的情绪。录像结束后不一会儿，问题便开始一个个冒出来："为什么你在来访者正在谈论她的羞愧感时打断她？""你如何向你的来访者表明你理解她？""你那不是表现出对来访者的不尊重或缺乏共情吗？"

这些问题与录像中来访者呈现的反应形成鲜明的对比。在会谈结束时，她在座位上坐得更直了，说话时也更加有力和自信，并明确表达了对未来的乐观态度。我试图尽可能礼貌地回应："你们想再看一遍录像吗？来访者对会谈表达了非常积极的回应。"

当有人问"你所做的难道不会让你的来访者觉得受到攻击"这样的话时，我知道我有麻烦了。

录像中的来访者显然没有觉得被攻击。那么，是谁感到被攻击了？我突然明白了，这些问题并非真正事关我的来访者的感受，而是与面试官们的感受有关：他们感受到，我运用的治疗模型和我的治疗风格是种攻击，因为它与他们所运用的模型和他们的风格不一样。我过了些日子之后才意识到，招聘委员会与我实际上是在通过两面极其不同的透镜在观看这段录像。我主要观察的是来访者的反应，而面试官们则主要在观察我这个治疗师。他们实际上对来访者在会谈中的反应不太感兴趣。他们只是想看看我运用的治疗模型及我的治疗风格。

我询问委员会是否想讨论我的疗效数据，这些数据来自这位来访者，也涉及我所有个案整体上的疗效。沉默良久，随之而来的是更多关于我所运用的治疗模型和我的治疗风格的问题。在那一刻，我才意识到，我的实际临床疗效是他们最不感兴趣的，简直就像我的来访者是否获得疗效根本就无关紧要一样。

有人问道："你怎么知道来访者不是在顺从你并假装变好了？"当然，这是对受过虐待的幸存者进行心理治疗时一个非常合理的担忧。他们中的许多人就是因为变成了顺从大师才得以从童年的被虐待中幸存下来。此外，我从此前的个案例中也知道，顺从是我临床工作的一个缺陷。

我曾在每次会谈结束时询问她的反馈，以便与这位来访者讨论潜在的顺从问题，我当时使用的是会谈评估量表（Session Rating Scale，SRS），这是一种针对治疗工作联盟的简短测评工具。我数年前从斯科特·米勒那里知道了 SRS，并从此将其运用于我的所有来访者。我在与容易顺从的来访者工作时，特别重视 SRS 的反馈。

我对他们的问题回答如下：

> 当治疗开始时，这位来访者通过一面肤浅的顺从之墙与我建立关系。然而，随着时间的推移，她越来越愿意清楚地表明她对我的负面感受，并且当我以一种她不喜欢的方式工作时，她会告诉我。这种变化在 SRS 中也得到了反应。她给的分数从最初的全部 10 分（显示顺从的完美分数）变得更加多样，包括当我与她不同调时，她会给会谈评很低的分数。我们利用她的反馈，寻找机会帮助她体验性地学会与我在一起时可以对自己的感受更清晰、更有主见，这已经被她运用到其他关系中去了。

我再次满怀希望地跟了一句："你们想看看她的疗效数据吗？"

他们的反应却是茫然的眼神。似乎这个面试委员会甚至都没有听见我的回答。有人问道："你确实认为这个治疗模型适合她吗？"

不适合的原因

第二天，在飞回旧金山之前，我与主任助理和一位实习生在大学餐厅一起吃午饭。他们非常友好且平易近人。这位实习生面试前一天还带我去攀岩，我们在一起度过了一段美好的时光。他们看上去由衷地喜欢我，尽管我运用的是"异端"的心理治疗方法。

从他们的面部表情我立刻知道，我不会获得这份工作的。主任助理说："这对我们来说是个艰难的决定。从个人角度来说，你看起来不错。不过，你运用的治疗模型可能不太适合我们中心。"一周之后，我接到主任的电话，说他们将不会雇佣我。他重复主任助理的说法："你只是不适合我们。"

我的妻子大吃一惊。"但是你的薪水是由我所在的系支付的。你会是他们的一个免费工作人员！他们得认为你是一个多糟糕的治疗师啊？"她满腹狐疑地问道。

这无关我的薪水已有人支付的事宜，无关我已同意对我的所有治疗进行录像并在每周督导中与他们共同回顾，也无关我所提交的表明我工作疗效的数据，更无关我与其员工拥有良好的私人关系。所有这些都不重要。真正重要的是，我所运用的治疗模型与我的治疗风格是否很好地"适合"他们——即其他咨询师，而非来访者。他们一点也不关心我的薪水已经由他人支付，对我的疗效数据也丝毫没有兴趣。

我在面试时展示的个案运用的是短程动力学治疗模型。因为他们对我所做的治疗工作持如此消极的反应，所以我认为诊所工作人员的取向主要是认知或行为治疗。但是，我错了。他们运用的是长程动力学模型。长程心理动力学治疗与短程心理动力学治疗的差异其实非常之小，所以认知或行为治疗取向的治疗师甚至可能无法看出其中有任何区别。

为什么我在此讲述这个故事？并非是由于我无法释怀。尽管面试过程令人不快，但是我的妻子得到了另一个非常好的工作机会，从那以后我俩的事业发展都很好。此外，我并不认为这个大学诊所与大多数大学的诊所有何不同。从我的面试中可以折射出我们整个领域普遍存在的问题。我们失去对临床疗效——对来访者——的关注。相反，我们变得痴迷于模型，而这正是身份认同政治在我们这个专业领域的表现。我们由我们所运用的模型而非实际临床疗效来界定我们自己。在我们就自己所运用的模型进行无休止的争辩的同时，我们的 50% 的来访者却没有从治疗中获得改善。

你能想到哪怕有一个你作为申请者或聘用者参与的心理治疗工作面试包含了讨论申请人的临床疗效数据吗？[①] 如果有，请一定联系我！

我们专业文化的问题

本书看上去只是关于心理治疗的新的训练方法。然而，它也事关我们专业文化上的一场危机。我们领域在个体临床治疗师的临床疗效数据方面是个空白，我们用专业的身份认同政治填补了这个空白。举例来说，考虑一下，如果职业运动员从不被允许看到他们的比赛统计会发生什么。没有他们的成功或失败的实际证据，随着时间的推移，他们就被引向关于其比赛形式或模型的抽象争论上去了。对其他任何领域的专业人士而言，可以预期出现同样的情形。拿走成功或失败的证据，你将陷入关于模型或身份认同政治的抽象争论之中。正如约恩·弗里德里克森某日对我所言："我们的领域开始崇尚仪式而非效果。"

为什么我们的专业文化很重要？它与刻意练习有什么关系？

回想一下，刻意练习依赖于**针对技能的准确反馈**。在我们的领域中，表现反馈就是临床疗效数据，该数据或是量性的，或是质性的。除非我们的专业文化重新聚焦于临床疗效数据并将它们作为评估我们工作的主要方法，我

---

① 我想强调的是，我并非鼓吹疗效数据是评估心理治疗有效性的唯一标准。心理治疗的疗效测量仍然处于科学发展的早期阶段，具有太多的局限性。例如，有些临床表征不太可靠，易受治疗师的影响，无法识别许多难以捉摸但是重要的心理治疗效果。疗效数据必须与其他来源的资料恰当地结合使用（参见第 9 章）。然而，尽管存在这些局限性，我还是强烈感觉到，我们必须开始在我们的工作中更全面地使用疗效数据，否则我们这个领域就无法取得进步，尤其在医疗改革的时代。

们就无法成功地将刻意练习或任何其他改善我们的治疗工作的方法引入临床训练之中。

回想一下威廉·麦加赫概括的某个领域采取刻意练习所需的三个步骤：在实验室或实地情境中收集专家级的表现；确认可以解释专家级表现的潜在机制；检查专业特长如何形成。除非专家级的表现被锚定在个体临床治疗师的临床疗效数据，而非临床模型的身份认同政治上，否则我们将无法提高我们的成功率，我们的来访者就将继续不必要地受苦。

表演艺术中的专业特长：关注技能

在研究生院的第二年，我接诊了自己的第一位心理治疗的来访者。当时我非常紧张，前一天晚上甚至辗转反侧难以入眠。我不记得第一次会谈时我们的准确对话，但是基本上是类似下面这样的。

我：嗨！很高兴见到你！今天感觉如何？

来访者：哦，我也很高兴见到你。你看上去不错。

我：嗯，谢谢！

来访者：我打赌你以后将成为很棒的治疗师。我能看出来。我这些年见过一打治疗师了。

我：嗯……好吧。你今天感觉如何？

来访者：想自杀。

我：你有伤害自己的计划吗？

来访者：还不确定。

我：什么？

来访者：嗯，我给我喜欢的两家医院打了电话，但是他们今晚已经没有空床位了。我真的不想去县医院。所以我会等一两个小时再打过去，看看会不会有床位空出来。

我：嗯……

来访者：所以你认为，什么能够帮到我？

老实说，我不知道如何帮助这位来访者。不过，我曾在书上读到过，真诚可以帮助建立治疗工作联盟，并且我也知道这很重要。因此我至少可以保持真诚，所以我说道："老实说，我不确定如何帮助你。你怎么认为？"

不幸的是，我的真诚未能帮助这位来访者，但至少也没有伤害她。回想起来，我以任何积极或消极的方式影响这位来访者的能力，与一条鱼儿试图改变一艘战舰的航线无异。我的来访者被诊断为分裂情感性障碍。通过浏览她的案例记录以及与其先前的治疗师的沟通，在与她会面之前，我已经知道了这个诊断。当我看到其诊断时，我查了一下《精神障碍诊断与统计手册》（*Diagnostic and Statistical Manual of Mental Disorders*）。但阅读了其中关于该诊断的解释之后，我比之前更加困惑了。

分裂情感性障碍本质上是精神病与情绪障碍这两种病症的混合，而这两种病症的诊断标准本身就是许多模糊症状的集合体，这些症状没有清晰的实证病因学或预后。这就等于精神病学家们无奈地耸耸肩然后说："我们要是知道这里发生了什么，才见鬼呢。"最近研究者对分裂情感性障碍的文献回顾突出了这种混乱。

> 尽管明确认识到存在合并精神病与情绪障碍症状的患者，但是许多研究仍然认为不存在可以作为一种明确诊断的分裂情感性障碍……即便存在一种可以独立诊断的分裂情感性障碍，对临床来说也许也没有什么用，因为该术语的一般用法存在相当大的差异……基于现有证据，没有人能就分裂情感性障碍提出明确的治疗建议。

几周后，我在自己的实习课上报了下面这位来访者的案例。

> 我的来访者罹患慢性心理疾病并处于精神残疾状态已超过五十年。她时而情感淡漠，时而情绪波动。此外，她还不断体验到幻

视，使用的精神科药物已超过一打。在过去 20 年间，她与年迈的母亲住在一起，而母亲曾在她年幼时虐待过她。

我至少花了 20 分钟描述来访者那些范围广泛的复杂症状。在我描述的时候，教授说道："至少她没有成瘾。"我回答道："哦，我忘了说这个。她对止痛药上瘾。"教授微笑着说道："完美。听起来是个很棒的训练案例。"

我的教授并非挖苦。她说"很棒的训练案例"并非指这是一个学习和完善具体心理治疗技术的好案例。而是指在帮助这位来访者的过程中我可以体验到非常丰富和复杂的心理与人际互动经验。[这就是第 5 章所描述的**自然学习法**（natural method of learning）]

这种高强度沉浸式体验的训练模式有许多好处。第一，最大限度地增加受训者与各种各样的真实的来访者的面对面接触。第二，这种模式满足了大多数心理训练场所的需要，这些场所为具有复杂个人历史及呈现出多种问题的来访者提供服务。例如，在我实习的大学咨询中心，我估计只有不到 10% 的来访者呈现简单的或单个的问题。第三，沉浸式体验可以筛选出不适合从事这种工作的受训者。

不幸的是，沉浸式体验模式也存在显著的局限。它在帮助受训者学习和完善具体技术方面根本无效。自然学习法提供了丰富的体验，但是在学习深度方面有限。

这位来访者具有如此之多的根深蒂固的心理方面的问题，我根本不知道从哪里着手。此外，她与精神卫生保健系统的关系也很复杂。她的症状为她带来一些特定的好处，这被称为继发性获益。例如，她的自杀倾向使她可以在急诊室得到免费护理，而身体方面的问题则使她可以获得止疼药。她的问题如此复杂，以至于只是描述她的症状就很快用掉了我每周的督导时间。

从刻意练习的角度来看，从这种非常复杂的来访者开始心理治疗的临床训练，无异于将一名新手消防员丢到五级火警中进行训练（"到处都是火，随后房子倒塌"）。这也相当于将一名篮球运动员放到 NBA 的赛场中，每周只得到一次一小时的指导（"好吧教练，我传出了球，然后很快发生了很多事，然后我们就输掉了比赛"）。当然，对于消防队员训练来说，接触真正的火情是重要的，对篮球运动员训练来说，打比赛也是重要的。但是这些实际经验必须辅以许多小时的针对具体技能的刻意练习，他们必须在受控的情境中进行这些练习，并随时得到反馈。

我想澄清的是：我并非反对与真实来访者的面对面接触的重要性，或反对通过复杂的案例进行学习的价值。这些都是培养新手成为合格执业者的重要方法。然而，自然学习法不造就专业特长，因为它不能提供对某个具体技能的精雕细琢、反复练习的机会。

表演艺术中的训练：聚焦于技能

自然学习法强调广泛的实际操作经验，然而与其形成鲜明对比的是，专业特长学习模型运用刻意练习来学习一系列连续的、特定的、离散的、刚刚超越学习者能力的技能。表演艺术中的训练便是极佳的例子。

让我们再回顾一下埃里克松 1993 年聚焦于古典小提琴手的开创性研究。音乐训练包含一系列连续学习基本技能的过程。例如，在他们学习过程的很早阶段，大多数音乐家都进行练耳训练，让其学会识别基本的音乐元素（节奏、音调、和弦、音程、旋律等）。训练初期他们还需要学习其他基本技能，如读谱、作曲、和声等。与此类似，舞蹈训练则需要聚焦于循序渐进地掌握特定技能。下面我们以芭蕾舞为例进行说明。

循序渐进意味着，在进行更困难和更具有技术性的步骤之前，

需要学习某些基本步骤……在能够学习连续旋转之前，学生必须先
学会脚尖站立和眼睛定点……

想到约恩·弗里德里克森从音乐教育学原则发展出自己的心理治疗训练
方法，我日益好奇，在表演艺术与心理健康之间是否还存在其他重叠的部
分。心理治疗训练有可能向音乐或舞蹈教育学习吗？带着这个问题，我检索
了文献。于是，我找到了诺亚·影山（Noa Kageyama）。

刀枪不入的音乐家

诺亚·影山是一位心理学家、古典小提琴手。他经营着一个网站，在该
网站上，音乐家们可以通过改善其单独刻意练习从而学习如何提升自己的表
演。诺亚将其网站的目标概括为帮助学生"像大佬一样练习"。

从很小的时候开始，诺亚就一年 365 天不间断地练习小提琴。还是个孩
子时，诺亚就在传奇小提琴教师铃木伸一（Shinichi Suzuki）的指导下进行学
习，铃木是全世界通用的古典音乐训练方法"铃木法"（Suzuki Method）的
创立者。后来，诺亚就读于茱莉亚音乐学校（Juilliard school），这是世界上
最具声誉和竞争力的音乐学校。在那里，他注意到自己演奏中存在的矛盾之
处。"尽管我成功了，但还是总感到存在不一致的地方，好像我的演奏经常达
不到我知道自己能够达到的水平。我感到挫败，在排练时演奏得那么好，而
随后在试演和表演时的演奏听上去却像不同的人所为。"这种挫败驱使诺亚
寻找新的方法来改善其演奏技能。

诺亚的挫败引起了我的共鸣，因为我自己的探寻也源自我敏锐地意识到
自己所提供的心理治疗和自己所期待达到的疗效不一致并且还达不到自己的
能力应该达到的水平。

有效刻意练习的关键：更聪明而非更刻苦地练习

诺亚最初尝试通过将其练习时间加倍来获得更大的提高。他说："就像许多音乐家那样，我以为自己需要进行更多的练习。我以为自己的紧张不安感会在某个时间点逐渐消失。但这都不是真的。有时候我的演奏听起来很棒，有时候却表现平平。我想不出自己该如何控制它。"

诺亚的演奏技能的突破发生在他就读茱莉亚音乐学校的第二年，当时他修了一门提升音乐家演奏水平的课程。该课程教授学生运用运动心理学的技术，帮助其培养更好的练习习惯。受到专家级表现方面的心理学的鼓舞，诺亚进入印第安纳大学学习咨询心理学并获得博士学位。毕业后，诺亚回归古典音乐，创建了自己的网站，帮助乐手们学习如何改善他们的刻意练习。

古典音乐家们从很小的时候就开始经常每天用五个小时甚至更多的时间进行单独刻意练习，所以诺亚的着重点在于如何让这些时间更有效。他指出，简单而无所用心地重复基本技能的练习本身并不是很有帮助。

我给诺亚发邮件，描述了我的目标，即尝试为心理治疗建立单独刻意练习模型。我们通过邮件约定了电话交谈的时间。

诺亚认为，心理治疗是更加"自由的形式"，不同于他所在的专业——古典音乐。古典音乐的目标是紧紧跟随乐谱，它由作曲家写下的一系列非常具体的音符构成。一份乐谱的每一次演奏都将遵循同样的音符。与之相反，心理治疗的目标是与每位来访者在每次会谈中所呈现的独特方面相匹配。因此，没有两次心理治疗会谈是一模一样的，即便是同一个治疗师与同一个来访者亦然。

诺亚认为，与其说心理治疗像古典音乐，不如说更像爵士乐。爵士乐常常是即兴演奏，是乐队成员之间团体协作、创造性与互动性的结合。就像心理治疗一样，没有两个爵士乐演奏是完全相同的。然而，尽管爵士乐是种即兴演奏，但是它仍然扎根于严格的规则，为了即兴演奏，爵士乐学生必须要掌握这些规则。例如，杰出的爵士乐教练杰里·科克尔（Jerry Coker）列出学生必须掌握的 18 种不同技术领域，其中每一种都具有多种独立的技术，包括音质、音程、和弦、琶音、音阶、格调与装饰乐句等。

戴维·苏德诺（David Sudnow），另一位著名爵士乐教练，是这样描述掌握"规则制约路径"对即兴演奏的重要性的：

> 爵士乐学生花费大量时间按照"规则制约路径"在钢琴上练习。这些路径就像不同音阶，帮助学生与音乐保持步调一致。当你第一次尝试即兴演奏而不是按照乐谱演奏时，这类路径可能至关重要。例如，你必须知道要往哪一个方向演奏，以正确地达到你期待的效果，而不至于磕绊，也不会因为不确定而同时按下两个琴键。在大多数演出情境下，你必须保持连续的演出动作，而不能停下来思考下一步要如何演奏。

（有趣的是，爵士乐与当代心理学还有其他相似之处。二者都是相对年轻的领域。爵士乐基于拉格泰姆音乐，始于 19 世纪晚期非裔美国作曲家切分节奏的实验，而与此同时，弗洛伊德正试验用潜意识冲突的观念来解释症状表现。）

诺亚认为，像有益于爵士乐一样，刻意练习也可以对心理治疗有益。不过，他指出，一些研究以及他的个人经验表明，刻意练习的效果不会自动产生，而是必须在满足某些条件之后才能显现出效果。从我们的交谈中，我认识到，有效刻意练习的三个元素对心理治疗来说尤其重要，但也颇具挑战性：

（1）持续聚焦于具体技能；

（2）观察你自己的工作；

（3）有效利用失败。

刻意练习主要元素 1：持续聚焦于具体心理治疗技能

诺亚指出，刻意练习通过持续聚集于一种具体技能直至训练者正确掌握为止。威廉·麦加赫称之为"掌握性学习"。这与传统的心理治疗督导截然相反，后者一般只涉及有关案例的理论讨论（如个案概念化、诊断、治疗方法等），而非聚焦于技能表现。

对心理治疗而言，持续聚焦于一种具体技能会是什么样的呢？我举一个自己与约恩·弗里德里克森督导的例子。我与约恩的督导的最初内容是向他展示我的治疗会谈录像，在这些会谈中，治疗陷入僵局或来访者未能改善。总体说来，约恩的督导在帮助我如何让这些案例走出僵局方面非常有帮助。然而，随着时间的流逝，我注意到我的一些案例出现了"督导阻抗"。这些个案的治疗工作再次卡住了，甚至我们在督导中多次讨论这些个案之后也是如此。我回顾了这些案例的督导记录，并注意到一些怪异之处。我每一次的督导会谈笔记几乎一模一样。一周又一周，约恩在我的录像中观察到相同的问题。他教我同样的要点并布置同样的作业，但是在与这些来访者会谈中，我的行为并未改变。换言之，我没有学会。出现"督导阻抗"的并不是这些个案，而是我！

这些个案中有一位有创伤史的中年女性。在先前观看我与这位来访者会谈的录像时，约恩注意到我与来访者不合拍。我在她感受很深的时候在抢她的话，而在她与自己的感受分离或没有投入到自己的感受中的时候保持沉默。我与来访者缺乏和谐，这限制了她从我们的治疗工作中获益。简而言之，我的干预时机不对。

某天午饭时，我与我的朋友兼导师菲利普·科尔根（Philip Colgan）讨论这个问题。菲利普是旧金山一位具有 30 多年实践经验的心理学家，在我私人执业的开始几年中，他给了我非常友善的呵护，为我提供我非常需要的督导，还为我提供治疗的场所。和我一样，菲利普也对不断提升自己的治疗效果非常感兴趣。大多数治疗师都具有想使治疗变得更加有效的内在动机，而他是一个很好的例子。尽管他已经是一个十分成熟且完全私人执业的心理学家，但是他仍然花费大量时间、精力和金钱不断地接受心理治疗训练。

午饭时，我告诉了菲利普我的挫败感。

> 我有个案例，来访者陷入僵局好几个月。我把这个案例的几次治疗录像给约恩看。他在督导中一直告诉我同样的要点。我理解这其中的理论并且知道他是正确的。但是我只是似乎无法改变我在与这位来访者会谈中的表现。我带着计划进入会谈，但是随之做了别的事情。显然这对该来访者并没有帮助。

菲利普同情地表示同意。"训练很难，对吧！"

我说："我认为部分问题在于督导与实际会谈的时间间隔甚远，通常是几天甚至更长。我希望我在会谈中得到约恩的指导。"

菲利普说道："就像我们在研究生院做的现场单向玻璃督导那样吗？"

"是的，"我说道，"只是约恩住在华盛顿，而我们在旧金山。"

那一刻，我的头脑中灵光一闪，萌生了一个念头："等等。视频会议如何？也许我能让约恩加入会谈！"

这次交谈促使我产生了远程现场督导的灵感。我给约恩发邮件，询问他是否愿意尝试经由视频会议实时地提供对实际会谈的现场督导。约恩同意了。我随后询问来访者是否愿意尝试让约恩观察我们的某次会谈并提供现场反馈。来访者同意了，因此我们安排了会谈。

心理治疗技能示例：治疗时机

当约恩在华盛顿通过视频会议观看现场会谈时，他在一个对话框中输入建议。这些建议会出现在来访者旁边的一个电脑显示器上，那就像我的一个台词提示器。为了有助于在治疗中培养一种开放协作的氛围，我在会谈后邀请来访者查看约恩的所有建议。

在得到来访者的允许之后，我将约恩对我的评论的逐字稿复制了下来，我摘录了一些放在了图 6.1 中。其中，每一行显示的是约恩写给我的一条评论，同时显示出他给予这些评论的精确时间。例如，当他写"等待"时，是指示我在那一刻与来访者一起等待。注意，他给出建议的时间间隔非常短暂，有些只有两秒。

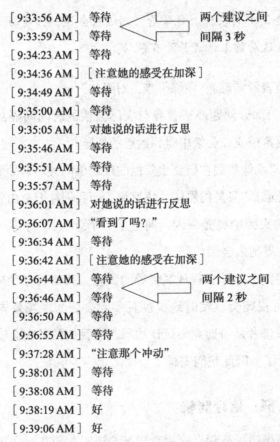

[9:33:56 AM] 等待   两个建议之间
[9:33:59 AM] 等待   间隔 3 秒
[9:34:23 AM] 等待
[9:34:36 AM] [注意她的感受在加深]
[9:34:49 AM] 等待
[9:35:00 AM] 等待
[9:35:05 AM] 对她说的话进行反思
[9:35:46 AM] 等待
[9:35:51 AM] 等待
[9:35:57 AM] 等待
[9:36:01 AM] 对她说的话进行反思
[9:36:07 AM] "看到了吗？"
[9:36:34 AM] 等待
[9:36:42 AM] [注意她的感受在加深]
[9:36:44 AM] 等待   两个建议之间
[9:36:46 AM] 等待   间隔 2 秒
[9:36:50 AM] 等待
[9:36:55 AM] 等待
[9:37:28 AM] "注意那个冲动"
[9:38:01 AM] 等待
[9:38:08 AM] 等待
[9:38:19 AM] 好
[9:39:06 AM] 好

图 6.1　现场单向玻璃督导过程中约恩给出的督导建议的逐字稿摘录

那次会谈进行得非常顺利。结束时，来访者报告，她感到我比之前更好地理解了她，她也更多地了解了自己。当我询问来访者对会谈的印象时，她回答道："你终于听到了数月以来我一直在努力告诉你的东西！"

会谈之后，我给约恩发邮件，询问他对这次会谈的印象。他解释说，他注意到我在开始会谈时的匆忙，这可能源自被这位来访者唤起的焦虑。我的焦虑导致我不是倾听来访者，而是总插话进来打断来访者。约恩还注意到，来访者的沉默或消极导致我的活动特别活跃。他在想，是否我对来访者的反应性焦虑妨碍了我与来访者同步的能力，也妨碍了我从督导中学习的能力。

换言之，在督导中我学习过合适的理论，但是在与来访者的实际会谈中，我太过焦虑以至于改变了自己的行为（第 8 章进一步讨论了这个回避体验问题）。

约恩解释道，在整个督导中运用非常快速的指导来处理这个问题。通过每隔几秒就给出一条"等待"的建议，他可以有效地稳住我，并且帮助我通过体验来学会与我自己的反应性焦虑相处，而非通过打断来访者来释放焦虑。而这恰恰就是所发生的事。在下次会谈期间，我更加冷静，与来访者也更加同步，最终，这位来访者从我们的共同工作中获得了积极的治疗结果。

我在图 6.1 中呈现的这段逐字稿是一个极佳的例子，因为它可以说明对治疗师来说掌握某些技能可能需要多少重复性的具体焦点。传统的每周督导完全不够。约恩锲而不舍。他将焦点保持在一个具体技能上，绝不放弃，直到我掌握为止。

刻意练习主要元素 2：观察你自己的工作

如上所述，除非练习目标指向具体的技能缺陷，否则没有帮助。确定这些缺陷要求个体观察自己的工作，留意寻找那些可以被纠正的错误。不幸的是，这对心理治疗来说是个问题，因为我们基本上独立而私密地工作。许多治疗师从未看过他们自己的治疗录像。有些治疗师足够幸运，在研究生院看到他们进行治疗的录像，但是通常在此之后就再也不看了。

心理治疗的训练方法最为奇异：受训者单独与来访者工作；一些天之后，受训者在回忆或咨询记录的基础上向指导老师报告咨询中发生的事，而这些记忆和记录都在潜意识上具有倾向性或不完整；指导者基于具有倾向性的、不完整的报告给予受训者反馈；然后受训者独自回到工作中并尝试实施其所获得的建议。

临床训练不能稳定地改善受训者的技能，这令人惊讶吗？在音乐、舞蹈或其他任何表演艺术中，没有现场或通过录像直接观察你的实际工作并给出反馈，这样的训练是一件不可思议的事。实际上，我想不到在任何其他领域中存在指导者不与学生定期回顾其实际工作表现的情况。

为什么治疗师不为自己的治疗工作录像呢？以我的经验，最常见的原因是担心来访者对录像的反应。最近的一项研究对此作了调查。该研究涉及一所大学训练诊所的 390 名来访者，他们完成了有关对其会谈录像的一项调查。来访者总体上对录像持开放态度：一半以上的来访者对被录音或录像没有或只有少许的担心，71% 的人说他们愿意考虑对治疗过程录音或录像。是否担心会谈被录音录像与"拒绝治疗、治疗持续时间及疗效"没有显著相关。值得注意的是，这项研究中的两位研究者，希尔森罗思（Hilsenroth）与穆兰（Muran），在工作中运用的都是心理动力学模型，强烈关注工作联盟，而运用心理动力学的治疗师们可能是对治疗进行录像的最大反对者。

该研究的一个发现引人注目并值得注意：对录像持有偏见或反对意见的治疗师似乎会影响他们的来访者并让其与自己持同样的态度。这一发现引领我们发现了治疗师回避录像的另一个并可能是更重要的原因：不愿看到我们自己的错误。观察我们自己的工作录像意味着容忍不完美并忍受所有与不完美相联系的恐惧与痛苦感受。然而，不观看我们的工作录像并以此躲避我们自己的错误并非解决之道，因为这样一来我们也看不到可能让我们自己成功或改善的机会。不观看我们的工作录像，我们无法确保我们对来访者的福祉产生积极的影响。这可能使我们处于一个永久的不安全状态之中，因为我们并不知道我们实际上在做什么，做得好或坏。这反过来又导致我们的自我夸大（"我知道我真的不错"）或自我贬低（"我可能不好"），而这两者均非基于实际数据。

有一天，在我与约恩·弗里德里克森讨论这个问题时，他指出：

> 在专业音乐领域中，自我吹嘘要比在心理治疗领域中少得多，因为每个人都准确地知道其他人有多好：他们完全能听出来。而在心理治疗中，我们从未真正知道其他人有多好，除非我们看到他们的录像。相反，我们只知道他人在谈论或书写他们的工作上做得有多好。

相反，如果我们观看我们自己的工作录像，那么我们就有机会真正地做到自我悲悯：识别自己的强项和我们为了来访者的利益可以利用练习进行改善的技能。对我们来说，将我们的自我知觉扎根于实际数据至关重要。没有哪个领域可以期待在封闭工作的同时提高其有效性。让我们加入其余的专业领域，并观看我们自己的工作录像。

刻意练习主要元素 3：有效利用失败

你也许已经注意到本章的一条主线：刻意练习需要找出我们自己的错误并有效地对其加以利用。简而言之，我们需要改变我们与那"其余的 50%"未获改善的来访者的关系。我们不能逃避或否认失败，相反，我们需要对其予以密切关注，将其作为技能提高的最佳指南。

以我带领心理治疗师刻意练习小组的经验来看，对于受训者而言，最难的一点往往是学习如何自我悲悯和有效地运用自己的失败——他们那"其余的 50%"的个案。在《变坏如何能让你变得更好》（*How being bad can make you better*）这篇文章中，巴里·邓肯、斯科特·米勒及马克·哈布尔将这种立场称为"成功地失败"。理想地说，我们应该在研究生院就学习这种处理错误的方法。

当然，需要面对自己的错误并非心理治疗师独有的挑战。诺亚报告，当他将训练的焦点从自我判断（"我做错了"）转向对提高自己的技能的好奇时，转机发生了：

> 我以前非常不愿意回听我自己治疗工作的录音，但是我想，那是因为在如何看待自己在录音中的表现这方面我的想法是不对的。我专注于评估自己的表现以及自己的演奏听起来是否还不错。但是，我可能应该专注于评估自己的演奏的准备工作和方法，弄明白怎样让自己更有效地为下次演奏做好准备，让自己始终在不断成长与精通的道路上前进。这才是最终我们真正期待的，不是吗？

诺亚在自己的网站上引用了IBM前任主席及CEO托马斯·沃森（Thomas Watson）的话：

> 你想要我给出一个成功的公式吗？很简单，真的。那就是让你的失败率翻倍。或许你认为失败是成功的敌人，但事实并非如此。你可以因失败而气馁，也可以从中学习。因此大胆实践并犯错吧。尽你所能。因为，记住，你会在那里找到成功。

困难情境中的专业特长：由反馈提炼而
来的经验

　　我与许多心理治疗师和研究者讨论过刻意练习，他们一般来说很容易接
受这个理念。在世界各地的课堂、会议和工作坊中，刻意练习理念唤起了治
疗师们的共鸣。技能聚焦的训练、关注临床疗效以及观看自己的工作录像，
这些都可以提升自己的疗效，这一点是没有争议的。刻意练习的基本原则就
像妇孺皆知的常识，因此很容易引发治疗师们的共鸣。

　　但有一个例外。在向心理治疗师介绍刻意练习的过程中，我发现专业特
长理论中存在一个有争议的观点，即临床经验本身并不导致专业特长的形成
与发展。许多（如果不是大多数）临床治疗师对这种观点持怀疑态度，甚至
公开对其表示鄙视。

　　然而，经验只能导致有限的疗效获益并非只是一种理论，而是多个领域
经过数十年专业特长研究而得出的、最强有力的发现之一。埃里克松对这些
发现进行了概括：

　　　　没有人在不具备经验的情况下更有可能成为杰出的专业人士。
　　但是广泛的经验并非必然引导人们成为专家。人们在完成其学业并
　　进入一个专业领域的实际操作阶段时，他们通常会不知所措，并且
　　需要依赖他人的帮助才能完成他们自己所要履行的职责。积累数月
　　或数年经验之后，他们的操作技能达到可接受的熟练程度，并能够
　　独立完成工作。尽管既定领域的每个人最初都倾向于通过经验来提

升自己，但是有些人比其他人发展得更快并在随后的几年中持续提升，最终被公认为专家与精英。与之相反，大多数专业人士在相对短暂的时间内达到某个稳定的平均表现水平，并且在他们其后的生涯中维持这种平庸状态。

来自心理治疗研究的证据表明，我们这个领域与其他领域并无二致。大量研究已经发现，更富经验的治疗师具有更佳疗效的证据不足，尽管在过去三十年我们一直试图找到这样的证据。

近期一个特别突出的例子是西蒙·戈德堡的研究，该研究调查了 170 位治疗师，他们使用广泛的、多样的治疗模型，但研究发现，这些治疗师的疗效在平均五年的时间里并没有可靠地提高，其中有些治疗师甚至拥有 18 年的经验，其疗效却没有明显的改善。

另一个例子来自保罗·克莱门特（Paul Clement），一位在加州执业的心理动力学心理学家。克莱门特博士是运用基于实践的证据的先驱，他追踪自己的临床疗效长达 26 年。当他汇总这些数据时，他发现了一个好消息：他的大多数来访者都已经获得改善。不过，他还发现，他的治疗的成功率在这 25 年间却几乎没有变化。14 年后，他重复了该数据汇总过程，虽然他拥有自己 40 年的临床疗效数据，但还是发现自己的治疗的成功率在这么多年里没有显著的变化。

然而，尽管有这些来自专业特长与心理治疗文献的坚实证据，但当我提出他们的疗效可能不会随着经验而提升时，大多数治疗师对此仍然完全持怀疑的态度。

斯蒂芬·亨德林（Steven Hendlin）是一位具有 35 年经验的心理学家，也是美国心理学会（APA）三个分会的理事会成员。他代表大多数治疗师清晰有力地表达了他们的怀疑：

对于我们中那些将一生致力于心理治疗实践的人来说，接受这样一些研究不仅是违反常理、让人难以置信的，甚至是侮辱性的，因为这些研究告诉我们，我们数十年的实践经验并不能使我们比一名学生或职业生涯早期的心理治疗师更富有技能，我们在技能方面也不会随着时间的推移而更加熟练，更不用说成为专家了。当然，对于一些从未成长的人来说，这是可能的，但是对那些终生从事心理治疗的心理学家的整个职业生涯来说，这与常识大相径庭。

呼应许多人的共识，亨德林强调临床智慧的重要性，认为它"只有随着时间的推移与经验的成熟才能到来"。

尽管有那么多研究都与这些共识相悖，我必须承认，我依旧很理解亨德林对临床经验价值的强调。这主要是因为，心理治疗是复杂的，在该领域中对很多变量和目标的界定都不够清晰明确。

混乱的心理治疗

在古典音乐中，演奏者具有非常清晰的目标：完全遵照乐谱进行。即便在以即兴演奏为目标的爵士乐中，对于每一个音符所呈现的内容，大家的意见也基本一致。每个人都知道 A 调、升 A 调与 B 调等之间的区别。同样，医学也具有界定清晰的目标。当医生会见患者时，他们通常知道自己将采取哪种程序，无论是外科医生移除肾脏，还是产科医师引产婴儿。实际上，那些治疗目标不清的患者通常都被转介给了心理治疗师！即便当一个医疗案例具有复杂的多重诊断时，在基本治疗变量领域也仍然存在高度一致（如血压、胆固醇、血型、细菌理论等）。

相比之下，心理治疗简直是一团乱麻。每位治疗师都将告诉你，心理治疗的变异性范围是无限的。我们的来访者的目标通常含糊不清（"我想变得更好"或"我想不要那么紧张"）。而且，这些含糊不清的目标通常会随着会谈的进行而发生改变（"我上周感到沮丧，但是今天我忍不住想我的新男友"）。针对具体技能运用刻意练习时，我发现自己面临的挑战之一就是，我的来访者不断地改变他们的目标！

最重要的是，我们所工作的领域，客气地说，科学对其并没有一个很清晰的定义。我们的诊断系统基于宽泛的症状类别，几乎不涉及病因或预后。我们不具备基础科学为我们的医疗同行提供的有利条件，诸如了解病因（如细菌理论）或具体评估方法（如血型或胆固醇水平）等。我们这个领域缺少基础科学，这可能正是为何固守某个特定治疗模型不仅不会导致更好的疗效，反而会与更差的疗效有关的原因（关于该主题的更多信息，参见第11章）。

更复杂的问题是，心理治疗中经常会出现我们与来访者之间的分歧。事实上，我们可以预见分歧是如此普遍，以至于我们所有的治疗模型和研究都在聚集于如何处理治疗关系同盟出现破裂的情形（如控制掌握疗法、同盟聚焦训练等）。无论是将其称为来访者的阻抗还是治疗师的反移情，人们都一致同意，在心理治疗中维持一种开放、协作和有效的关系通常很困难。音乐家不需要与听众协商每一个音符，而一位外科医生在手术期间也不必与患者保持眼神的交流。

相比之下，我们很容易发现，在音乐与医疗领域中存在着被心理治疗领域视为奢侈品的与听众／患者的一致性。当他们学会一种技术（演奏升A调或进行巴氏涂片检查），他们就可以**每次**都用**同样**的方式来操作。但是，心理治疗没有可以每次机械地以同样的方式运用的技术，所有技术都必须在一种无限复杂的临床表现背景下被灵活使用。

无限变异性的挑战将我们带回到临床经验的价值上，即亨德林所说的"临床智慧"。数十年的工作经验使治疗师能够识别来访者各种各样的问题模式，因此他们对变异性也更加自在。亨德林就指出："多年的临床实践使那些经验丰富的心理治疗师不仅发展出多种多样的技能，还帮助他们拥有一种智慧，使其知道如何与那些表现出特定问题的特定类别的来访者打交道。"

临床经验会累积为临床智慧，这是一个常识性的观念。然而，如果数十年的临床经验可以帮助治疗师变成专家，那为什么大量心理治疗研究却一致发现，治疗师的经验与来访者的疗效没有关系呢？

我知道，自己错过了一些东西，但是我不知道那是什么。这种窘境令我怀着好奇回到专业特长文献中。我尤其想知道，对那些充满如此复杂性的、目标界定不清的领域，专业特长的研究有什么发现？幸运的是，有一个专门的研究领域尤其关注这个问题，这就是有关自然决策的研究。

困难情境下的决策

自然决策是一个专门的研究领域，研究专家在困难情境下**如何**做出决策。自然决策的目标有两个：（1）更好地理解有效决策的过程；（2）改善教学方法来帮助专业人士学习如何在复杂的情境下做出更好的决策。自然决策始于军方（一个充满艰难抉择的领域），但是此后扩展到多个领域，包括护理、核电站运行、麻醉学、航空驾驶与工程。

"困难"情境中有六个因素与心理治疗有关：

（1）结构不良的问题（不是人为的、良好结构化的问题）；

（2）不确定的、动态的环境（不是静态的、可模拟的情境）；

（3）变化的、界定不清的或相互矛盾的目标（不是清晰的、稳定的目标）；

（4）行动／反馈循环（不是一次性决策）；

（5）时间压力（没有充足的时间来完成任务）；

（6）高风险（不是决策者无须承担后果的情境）。

听起来熟悉吗？

在自然决策成为一个研究领域之前，决策训练强调对多个选项进行系统的综合性评估，然后选择那个最有应用价值的选项。例如，军事指挥官需要系统地考虑每个可用的选项，在决策之前权衡利弊。这个逻辑有序的过程被称为"效用估计"，并且假定决策者拥有大量的时间和关于选项的全面知识来进行这种评估。

尽管效用估计在课堂上易于被讲授和使用，但是该领域的研究者发现，处于困难情境中的专家们罕有充足的时间或信息来完成一个彻底的效用估计。

> 人们是如何不作决定的，这一点非常清楚。他们并未制定备选方案并在相同的评估维度上对其进行比较。他们也并未评估不同行动过程的可能性和效用，并在此基础上制定一个决策树。哪怕他们会比较不同的选项，他们也极少使用系统的评估技术。

美国军方于 1988 年开始资助有关自然决策的研究，这起因于一个悲剧性的事件。一艘名为"宙斯盾"的美国海军巡洋舰错误地击落一架他国商务班机，造成机上 290 名乘客全部丧生。这场灾难凸显了我们需要更好的训练方法以帮助相关人员在具有挑战性的情境下做出艰难的决定。在这种情境下，时间和信息都是有限的。不幸的是，当时的训练方法与决策支持系统没有能够提高决策的质量，并且在实际的工作情境中也没有什么效果。人们觉得这些训练工具和方法效率低下，与其实际需要做的事情不相干。这场事故之后，军方雇用研究人员从头开始重新探讨决策科学，其目的是：（1）发现决策领域表现最好的专家；（2）找出他们实际上是如何做出有效决策的。从此，自然决策诞生了。

对该领域顶级专家的研究揭示出，当面对困难情境时，这些专家实际上运用"直觉与分析两者的结合"来做出决策。与冗长的效用分析形成鲜明对比的是，专家们在很大程度上基于自己拥有的经验，综合使用快速的无意识的识别与有意识的决策。这个过程被称为识别优先决策模型（Recognition-Primed Decision Model，RPD）。RPD 认为，就高风险的、具有时间压力的决策而论，人们不会运用"理性选择"或效用分析，相反，他们依靠自己的经验。识别优先决策模型（RPD）描述了人们如何**运用自己的经验来做出决策**……这些经验以模式的方式被储备起来，它们包括了与目前情境最具关联性的线索，可以为决策提供预期，识别可行的目标，并建议在目前情境下需要做出什么样的反应。

罗斯（Ross）及其同事提出了从经验中可获得的许多好处，其中三个看起来对心理治疗实践来说尤其突出。

- 知觉技能：专家们具有做出精细分辨的能力。他们能注意到新手注意不到的线索，这是他们在一种情境中能够比新手看到更多信息的原因。
- 心理模型：专家们对自己所在领域的事情运作过程具有丰富的内在表征……这些心理模型使他们能够更为迅速地了解和理解正在发生的情境。
- 自我监控或元认知：理解一个人自身的优势与局限。

所有这些研究也许看上去都支持许多治疗师所笃信的假设，即临床经验足以导致专业特长的形成，该假设由亨德林清楚地概括为："临床智慧……仅伴随时间和经验的成熟而来。"但是记住：大量心理治疗的研究已经发现，资深心理治疗师并不比后入行的治疗师有时甚至是新手治疗师具有更可靠的疗效。

那么，为什么经验对所有这些其他领域有帮助，而对我们这个领域却没有呢？我们错过了什么？答案是：反馈。

请告诉我做错了什么

自然决策方面的研究并没有发现，仅仅是经验就足以形成专业特长。相反，专业特长的形成来自于得到准确和具有诊断性的反馈。埃里克松及其同事在其有关刻意练习的最初研究中就注意到了这一点："在缺乏充分反馈的情况下，即便那些具有高度成长动机的被试也很难有效学习，且其经由学习获得的进步也是非常微小的。因此仅仅重复一种活动并不会自动导致技能的改善，尤其是在操作的准确性方面。"

自然决策研究的研究者们发现，其研究所涉及的所有领域的专业人员，包括军事指挥官、新生儿重症监护护士、国际象棋棋手、设计工程师、电子展技术人员、海上装置管理者等，**都会获得连续的、针对其表现的反馈**。与之相反，在大多数情况下，心理治疗师在私密和隔离的环境中工作，除了我们自身的自我知觉，这几乎屏蔽了任何有关自身表现的反馈。值得注意的是，上述专业人员中，也有一些人在高度机密甚至秘密的情况下工作，如军事指挥官或医学专业人士，因此保密性并不是无法获得连续表现反馈的一个好的借口。

基于自己的研究，心理学领域的研究者们发展出一个决策技术训练的四步骤模型，用来加快治疗技术向专业特长的过渡：

（1）探索并揭示心理模型的局限性；

（2）练习发现和评估线索及与其相关联的模式；

（3）针对没有被心理模型识别或解释的部分获得反馈；

（4）在一个小团体情境中进行训练时，与其他人的知觉与决策进行比较。

大多数心理治疗师在上述步骤的（1）和（2）项方面得到大量训练，但是在（3）和（4）项方面，几乎所有治疗师都只收到非常少的、弥足珍贵的反馈。

"但是等一下！"许多治疗师也许会说。"我每天都会从我的来访者那里获得反馈。"当然，我们的治疗的成功也许会告诉我们做对或做错了什么。但是，这种情况下的反馈并非如此至关重要。最重要的技术改善发生在我们从我们的治疗失败和脱落的个案那里获得反馈之时，否则我们可能只是一次又一次地重复同样的错误。

不幸的是，我的那些停滞不前、症状恶化或即将脱落的来访者，也正是我需要从其反馈中学习的个案，但他们为我提供诚实反馈的可能性却最小。哥伦比亚大学马特·布兰查德（Matt Blanchard）与巴里·法伯（Barry Farber）近期的一项研究发现，547 名来访者中，93% 的人报告自己曾对治疗师撒谎。对治疗的负性反应是来访者不向他们的治疗师透露的最常见的内容之一，这包括"假装发现治疗是有效的"及"不承认想要结束治疗"。

在常规的心理治疗中，缺少准确的反馈被认为是其基本问题之一，而这可能还是心理治疗领域总体上缺乏专业特长的原因。显而易见，做出这一诊断的每一位杰出的治疗疗效的研究者，包括特伦斯·特雷茜（Terence Tracey）、布鲁斯·万普尔德、詹姆斯·利希滕贝格（James Lichtenberg）以及罗德尼·古德伊尔，都在心理学领域中拥有 40 多年的经验。他们恳求治疗师处理这个问题："如果治疗师要培养自己的专业特长，那么获得关于来访者与治疗师疗效方面的有用可靠的信息就至关重要。"

没有一位脱落的来访者给我留下详细的信息，确切地告诉我，我做错了什么才导致了他们的离开。没有一位治疗失败的来访者在他们离开治疗之前会告诉我其离开的原因，以便我能发现自己的技术缺陷。当来访者的症状恶化或脱落时，仅仅依靠我对治疗过程的记忆和咨询记录来学习通常是不充分的。为了从这些案例中学习，我需要录像或独立于我自己的有偏差的、不完整的记忆之外的其他视角。

我想不出任何其他领域的专业人员隐居在这种隔离和秘密之中，数十年不接触任何有关其错误和失败的、来自外部的专业性反馈。想象一位作家，数十年没有任何人阅读其作品；一位音乐家或舞者数十年没有为他人表演；或者一位运动员数十年没有参赛。他们能期待自己变得有多好？没有外部资料（如录像、来访者反馈、疗效数据、专家讨论、回访数据等），心理治疗中的案例咨询便像一位艺术家向朋友描述其一幅作品，随后让这位朋友仅仅基于自己的这些言语描述线索来评论该作品一样。

医生通常能够非常可靠地发现一种程序是否有效或哪里出了问题。[①]音乐家知道他们演奏得是否正确。不幸的是，我无法奢望可靠和具体的反馈。我必须为自己努力，找出对自己有用的蛛丝马迹般的反馈。

哈格蒂（Haggerty）与希尔森罗思（Hilsenroth）很好地描述了记忆的局限性：

> 假设一位你所爱之人不得不接受手术，而你需要在两位外科医生之间选择一个来完成这个手术，其中一位从未在施行任何手术时接受过有经验的外科医生的直接观察指导。这位医生可以在实施手术后回到其主管医生那里，并尝试回忆（有时是不完整或不准确的）其刚完成的手术的复杂步骤。难以想象，会有任何人选择这位医生，而不是另一位——其外科手术的操作过程接受例行观察指导的医生。

有不用录像的帮助便成为杰出的心理治疗师的人吗？当然有。然而，想

---

① 在医学界，经验对疗效的影响与医生们所获得的反馈量挂钩。例如，研究已经证明，放射科医师如果在限制其获得反馈的条件下工作，他们做出的诊断的准确性便不会随着其经验年限的增长或其所做的诊断的数量的增加而提高。

象一下，如果他们分析他们自己的会谈录像，尤其是他们失败的治疗的录像，那他们会在多大程度上做得更好呢？

下面是我向我的来访者解释需要对会谈录像的原因。

> 每个人都有盲点，也会犯错误。这就是人类，并且这在任何领域都可能发生。我的改善策略是从临床专家那里获得连续反馈，以帮助我发现自己的错误并改正它们。这有点像例行审计。如果任何人在没有审计的情况下工作足够长的时间，都会出现问题。从专家那里获得有关我的工作的反馈会更有助于我帮助你。

是时候让录像成为心理治疗执业的一个标准了。[①] 为了有所帮助，我在附录中就如何给心理治疗会谈进行录像提供了更为详细的信息。

---

① 我尤其要对我的秉持心理动力学取向的同事们说的是，他们由于历史的原因极为抗拒录像。但在呼吁录像方面，我并非孤军奋战。杰出的心理动力学临床医师和研究者们现在也都鼓励在心理动力学模型的训练和常规练习中运用录像。

精神静修领域的专业特长：克服回避体验

在本章中，我们将探索能从其他领域的专业特长科学中学习到什么，主要包括以下三个方面：

- 从医学领域中，我们学到需要增加对每位患者和每位从业者临床疗效的关注；
- 从表演艺术领域中，我们学到需要确认具体的、刚刚超越从业者当下能力的可递增性的技能，并反复加以练习；
- 从紧急救援领域中，我们学到需要更有效地利用多年的经验，通过连续反馈使我们从失败中学习。

在本章中，我想探索心理治疗的一个方面，在我看来，它在众多领域中几乎独一无二：我们如何应对来访者情绪上的痛苦与焦虑。我们能够忍受来访者的痛苦感受吗，或者我们会回避它们吗？

这是一个特别私人化的、令人感到脆弱的议题。它更多涉及我们情绪上的成长，而非技能的获得。老实说，在撰写本章时，我担心由于这一话题所引起的脆弱感，我可能会有失去一些读者的风险。然而，这个话题实在太重要了，以至于不可忽略。这不仅是我的个人看法，各种心理治疗模型的领导者也都同意这个观点。

我将以一个有助于说明这个观点的个案开始本章。

回避体验：一个案例

我的来访者是一名 8 岁男孩，最近被介绍来到社区心理卫生诊所（我在该诊所担任实习医生）接受治疗。他被学校转介来是因为其广泛性焦虑和注意力不集中，此外最近他还出现了不自觉发声和抽搐的症状。这个男孩与他的母亲住在一起，其母亲发育迟缓，抑郁。在这个男孩的整个童年生活中，他的母亲都处于一连串的具有身体性虐待的亲密关系中。最近，她开始与一位因虐童而入狱的男子通信，并有意与这位一年后出狱的重罪犯结婚。这位母亲现在也在我们的诊所接受治疗。她的治疗师十分努力，希望能帮助她建立健康的人际边界，以使她不会因寄养系统的介入而失去她的儿子。

这个男孩最初就读于一所教会学校，但是日益严重的焦虑症状导致学校将他拒之门外。他最近转到一所公立学校就读，也就是在这个时候他出现了不自觉地发声和抽搐的症状。

诊所制订的总体治疗计划是为这个家庭提供社会支持，帮助母亲发展建立更加健康的人际边界的能力，随后母亲与儿子一起接受家庭治疗。我在这个计划中的角色是在此期间帮助这个男孩应对其焦虑症状，因为我们知道他的情况不会立即得到改善。男孩生活中的其他成年人，包括他的母亲和老师们，都无法应对他的焦虑，因此这种焦虑演变成了躯体症状。他是一个聪明的男孩，能够感受到他的母亲无法为他提供一个安全的环境。

如何处理焦虑

我的督导师是这样告诉我的：

> 我将教你一些焦虑调节技术，你可以用其帮助这个男孩。不

过，这些技术只有在他信任你的情况下才会有用。然而，要取得他的信任，你必须倾听并接纳他的感受，而不能像他的生活中的其他成年人那样。因此你的第一个学习任务是内在的：学会倾听和接纳他通过游戏表达出的焦虑，而不是急于试图"解决"它。给他一些时间，让他向你表达他的感受并向他证明你可以应付他的感受。只有这样，焦虑调节技术才会对他起作用。

我的督导师向我解释说，因为这个男孩的痛苦的根源是非常现实的对自己的安全性的担心，而不是其不良的认知观念，所以我们不能以消除其焦虑为目标。相反，我的第一项工作就是帮助他忍受自己的焦虑。这意味着，在男孩学会自己忍受其焦虑之前，我必须要先学会忍受其焦虑，而这是他的生活中的其他成年人无法做到的事情（记住，他是由于焦虑症状最近才被教会学校开除的）。如果我无法忍受这个男孩的焦虑，那么他可能完全隐藏自己的感受且其症状随后可能恶化。对此，科学术语称之为回避体验，即试图减少痛苦的思想、感受或其他负面的主观体验，即便这样做并无效果或导致产生问题。

具有开创性的儿童心理学家弗吉尼亚·阿克斯莱恩（Virginia Axline）在处理儿童情感体验方面做了开创性的工作。他这样富有说服力地描述在处理儿童情绪感受时需要完成的任务："如其所是地接纳儿童……以使儿童能自由、完整地表达其感受。"这样做的目标是与儿童建立一种以温暖和接纳为特征的积极的关系。治疗师需要处于一种儿童情感所需要的状态，但并不是将治疗师自身的情感需要强加于儿童。治疗师不要对儿童屈尊，也不要催促他，或者也不要急躁地在短时间内为他做许多事情而暗示对他照顾自己的能力缺乏信心。这些话同样完全适用于成年人的心理治疗。听起来挺容易的，对不对？

最难的一课

不幸的是，这其实并不容易。实际上，这个学习任务——倾听与接纳焦虑而不是急于试图解决它——要求治疗师具有充分的情绪力量和低水平的回避体验。这是我在自己的训练中体验到的最困难的一课，可能是因为我在回避体验方面有自己的问题。在我的整个生活中都纠缠着焦虑，而且在对这个男孩进行心理治疗时，我自己仍然陷在徒劳的长程治疗之中。当我如此厌恶自己的焦虑时，我根本没有办法帮助那个男孩忍受他的焦虑。实际上，直到多年以后我才最终能够忍受我的来访者的高水平的焦虑，甚至到今天，当面对精神病水平的焦虑时，我仍然还会觉得有困难。

我的回避体验在我们的一次治疗会谈中有清晰的呈现。我们在一间典型的游戏治疗室会面，房间里全是玩具、游戏和工艺材料。我每次会谈都使用相同的开场白："我们可以用这个时间做任何你想做的事情。这是你的时间和空间。"这对男孩而言是特别艰难的一周。因为就在我们的会谈之前，我从他母亲的治疗师那里听说，她已经收到她希望与之结婚的那位服刑的罪犯的回信，并且给男孩看了该信件。当然，这意味着儿童保护服务距离将男孩从母亲身边带走又逼近了一步。

开始会谈时，男孩从房间的各个角落拿来所有玩具，然后将其堆放在地板上。他随后说道："雨下得很大。"他用手做出水流动的样子并看着我说："水涨得很快，非常快！"他拿起地板上的一个玩具士兵，让其站立着。他表示："这个家伙快淹死了。他努力地游泳，但是他不会。"然后他放下这个士兵，拿起另一个，称："这个家伙已经淹死了！"随后他用玩偶、毛绒动物和更多的玩具士兵重复这个过程。他希望让每一个玩具都努力地游到安全的地方，但是它们随后却都被淹死了。当他做这些的时候，他会直视我的眼睛。

在整个过程中，我感到自己的焦虑逐渐上升。到第八或第九个玩具也溺亡时，我介入进来。我从地板上拿起一个玩具说："这个玩具能够游到安全的地方。它能活下来。"我把这个玩具拿起来放到椅子上。

男孩走向椅子并将其推到，说："没有，它也淹死了。你看，水还在上涨！"

那一刻，我的焦虑猛增。我从地板上抓起另一个玩具，说："但是这个家伙可以做到；它是个游泳高手！"说着我就把玩具放到了桌子上。

那孩子却把玩具从桌子上打到地板上并说："没有，淹死了。"

该过程我们重复了好几次。我总是试图拯救玩具，而男孩却总是让它们淹死。这个过程每重复一次，我的焦虑水平都会进一步增加。

我恳求道："任何玩具都不能游到安全的地方吗？"

男孩把手抬过头顶。"水这么高，所有人都被淹死了！"他爬到椅子上并把手举过头顶继续说，"看看，水有多么高。每个人都死了。看！"

我的语气中带着绝望地回答道："但是，必须要有人活下来的，对吧？"

我只是成了男孩生活中又一个无法忍受他的焦虑的成年人。正如约恩·弗里德里克森在我的一次督导中指出的那样，我是在与我**期待**的来访者打交道，而不是与出现在我面前的来访者打交道。

以合作性的督导救援

幸运的是，我拥有一位督导师，她能够发现我的情绪盲点，并以一种温和、合作的方式处理我的回避体验。她说："你必须给男孩空间，让他可以向你展现他有多么焦虑。他通过他的游戏做到了这一点。不要尝试改变他的游戏的方向。这只是你否定他的焦虑的企图。直到他看到你可以忍受他的焦虑，他才会信任你。"很幸运，我的督导师能够忍受我的焦虑，否则我们在督导中可能以平行过程而告终。

我真心希望自己可以比男孩生活中的其他成年人对他呈现出更多的耐心和接纳。然而，尽管怀有这样最美好的意愿，我就是做不到。我在情绪训练上遇到了阻碍。尽管我的头脑相信理论的价值并有意按其去做，但是我的心理在情绪上并没有准备好采取行动。尽管我告诉这位来访者，他的所有体验在这间游戏治疗室里都是受欢迎的，并且我真心希望那是真的，但事实上我完全无法忍受他的高水平的焦虑。我甚至无法忍受他在象征性的游戏中呈现出的焦虑。

为了帮助我理解这个问题，我的督导师推荐我阅读阿克斯莱恩的有关游戏治疗的著作。其中有一段话对我来说尤其重要：

> 直到治疗师已经形成自律、节制及对儿童人格的深深尊重的态度，她才准备好了，才能与儿童进入游戏室。在该治疗中，每位个体都需被赋予权利和机会，能够独立自主并做出自己的决定，没有哪条纪律比这一条更加严格。

我对我的督导师的第一反应是愤愤不平，因为我认为自己已经形成了"自律、节制及对儿童人格的深深尊重的态度"。然而，当我在接下来的几周时间里注意我自己与这位来访者及其他来访者的工作时，我开始看到，我实际上正在试图使我的所有来访者——包括成人来访者——远离其痛苦的感受。

回避体验中的一个棘手的问题在于，我们通常有一些认知观念，它们是让回避体验具有合理性的很好的理由。"我不能让他沉溺。""我需要向他呈现如何保持积极的状态。""我的工作是帮助他，而不是让他受罪。"我认为自己是在努力地帮助来访者，但实际上我是在潜意识里回避自己的焦虑。正如大多数治疗师那样，我非常善于将自己的临床实践合理化。这与阿克斯莱恩与我的督导师所强调的、在儿童治疗中所必须做到的事情正好相反。

当我慢慢地意识到自己在情感训练上存在阻碍时，我的大脑中浮现出一个问题：我如何才能形成"自律、节制及对儿童的人格深深尊重的态度"？
我已经明显违背了阿克斯莱恩的规则，即一个治疗师在进入治疗室之前应该
具备的先决条件。我重读了她的著作，但并未在其中找到如何培养情绪力量
的任何指导，虽然她坚持认为这是成为治疗师的先决条件。

阿克斯莱恩并非唯一一个强调回避体验的危险性的人。大多数心理治
疗教科书和训练手册都将高水平的情绪自我觉察与非反应性设定为提供心
理治疗的一个重要组成部分（也被称作共情性同调）。许多治疗学派都会
强调心理治疗师忍受来访者焦虑的重要性，从弗洛伊德学派开始，包括皮
尔斯（Perls）的格式塔疗法、罗杰斯（Rogers）的来访者中心疗法、弗兰
克尔（Frankl）的意义疗法、亚隆（Yalom）的存在主义疗法、格林伯格
（Greenberg）的情绪聚焦疗法，还有其他许多学派。最近，认知与行为阵营
也认识到了治疗师的回避体验的问题，最明显的是第三浪潮的 CBT 治疗模
型，诸如辩证行为疗法、正念认知疗法、功能分析心理疗法、接纳与承诺疗
法、整合行为伴侣治疗以及其他疗法。

换言之，治疗师的个人情绪能力是限制其职业疗效的天花板，因为心理
治疗师的治疗效果位于其专业能力与个人功能的交叉点上。

高水平的情绪自我觉察对心理治疗师来说必不可少，这一点已经很清
楚，但是，治疗师如何达到这一点则完全不清楚。

治疗师的低情绪自我觉察的后果

回想推动我寻求学习刻意练习的东西：意识到自己接待的半数来访者，
那"其余的50%"并没有改善。治疗师的回避体验可能导致问题吗？心理治
疗研究文献给出的答案是肯定的。

正如我在第 1 章中所回顾的，在来访者这个变量之后，心理治疗疗效的

第二大影响因素便是治疗师的品质。举例来说，来自治疗师的变异量对心理治疗疗效变异的解释力十倍于心理治疗模型。

大量心理治疗研究探索了哪些因素让有些治疗师的疗效变得更好或更糟糕。在一个最明显的例子中，一群杰出的研究者最近发表了一篇论文，题为《心理治疗有害效果的训练含义》(*Training Implications of Harmful Effects of Psychological Treatments*)。他们在文中强调，"难以忍受负性情绪"是一项有害的治疗师特质，必须在训练中加以处理。

阿克曼（Ackerman）与希尔森罗思对该领域的研究做了回顾并客气地指出，结果并不理想。他们反对"治疗师是经过良好调整的个体、对治疗过程几乎没有负面影响"的观念。他们这样总结道：

> 这些研究的发现突出了治疗师的个人特质可能对治疗关系与治疗过程具有潜在的不利影响。无论治疗师是否能够被教授而学会共情来访者并给予其温暖，他们刻意让自己朝着向来访者传递尊重、灵活、接纳和回应的态度的方向努力，都是至关重要的。

有限的解决方案

虽然各种模型普遍同意治疗师的回避体验可能会导致问题，不幸的是，我们可选择的应对它的策略却很有限。具体而言，只存在两种策略：要么接受治疗，要么出局。

心理治疗训练最初处理回避体验的办法是要求受训者自己接受治疗。尽管我由衷地支持受训者接受治疗，而且实际上，我自己的治疗拯救了我，也构成了我个人成长的一个重要部分，但是要求治疗师接受治疗是有问题的，这是因为以下几点。

第一，治疗只有在来访者（在目前讨论的情况下，是治疗师作为来访者）具有很高的个人内省的动机时才有效。将治疗师送入治疗，可能传递一个信息，即回避体验是一种疾病或病理，是某种应该被纠正的东西，而不是一种普遍的、所有人都需要通过提高自己的能力来更好地应对的人类特质。第二，对治疗师来说，尤其重要的是处理来自他们所提供的治疗过程中的回避体验，而这在他们自己接受的治疗中也许并不会得到处理。

心理治疗训练处理回避体验的第二种方法是**把关控制**，这是将被认为不适合从事这个职业的受训者逐出该领域的委婉说法。

我们的领域实际上需要的是把回避体验当作核心议题予以训练的训练方法，而不仅仅是要么接受治疗，要么出局。

在这方面，一些希望开始萌芽。尽管动力学治疗是第一个提出治疗师的情绪发展的重要性的心理模型，但是最近第三浪潮的 CBT 模型正在引领这个趋势。例如，接纳与承诺疗法强调处理治疗师回避体验的重要性，并且有一些初步证据表明这有助于提高治疗师提供的治疗的效果。

然而，我们的领域非常需要更严肃地对待这个问题。令人奇怪的是，我们的领域存在一个被业内人士如此广泛承认的问题，却没有一个好的解决方案。简单地说，我们如何能够利用刻意练习来培养心理治疗师忍受痛苦情绪的能力？

我将在随后的小节回答这个问题。但是，让我们先花点时间考虑一些更简单的处理来访者痛苦的方法。

处理来访者痛苦的简单方式

在读研究生之前，我在洪都拉斯一家潜水店实习水肺潜水。当时教授的课程之一就是如何拯救恐慌的潜水者。课程的关键是让大家了解，当人们在水中出现恐慌时，他们的第一个本能便是到处摸索，并试图爬到任何有意拯救他们的人的头顶上。当然，这种绝望的本能冲动将会使救援者溺水而亡，也最终会让处于恐慌中的潜水者无法得救。

潜水学校已经形成了一个可靠的系统来处理这个问题。其窍门是在恐慌的潜水者周围游动，并从后面抓住其潜水氧气瓶。同时，始终保持在可以被其触及的范围之外，这样对方就无法让你溺水。然后，你就能够将其拖到安全的地方。如果恐慌的潜水者不让你在其周围游动，那你应该潜到其下方并从后面托住他。这种做法之所以有效，是因为恐慌的潜水者在水下时永远不会有意识地将脸转向后方。

潜水学校运用刻意练习来教授这些技能，其中包括以模拟训练为基础的掌握性学习。他们将整体任务分解成一些具体的技术成分，向你演示如何与一位同伴一起进行模拟，以练习每个技术；然后你就需要反复练习每个技术，直到你全部掌握所有技术为止。训练过程令人愉快（尤其当你与一位体型比你大两倍的潜水同伴搭档，他兴致盎然地以想把你淹死为乐时，正如我所做的那样）。大多数受训者都可以在几小时内掌握这项技能。

潜水店里更有趣的一个人物是汉斯（Hans），那是一个强硬粗暴的家伙，曾在德国海军中作为救援潜水员工作了 30 年，最近才退休。他最喜爱的游戏之一是向新手潜水教练展示如何在水下做心肺复苏。一天晚上，在潜水店屋顶的酒吧中，汉斯解释他的单位拥有一套特殊程序，用于将带着孩子的恐慌的妇女从正在下沉的船只中解救出来。他用浓重的德国口音说道："救援一位带着孩子的母亲尤其具有挑战性，因为母亲可能在无意识间让孩子溺水而亡。你没有时间在她周围或下方游动。你必须迅速地救起他们。"这套有效的救援程序简单而令人震惊：救援人员从直升机上直接降落到他们的头顶，将母亲打晕，然后把母亲与孩子一起打捞起来放到救生筏上，再用直升机将他们送到安全的场所。"如果母亲是无意识的，那么她就不可能反抗。"他的解释合乎逻辑。

这是一种处理患者的焦虑的非常直接的方法。打晕被救援者，然后由直升机将其送到安全的场所。简单、有效、没有任何争执。我必须承认，我有点嫉妒。

大多数领域在处理焦虑方面都有类似的简单方法：保持专注，不要表现出害怕，别让他们看到你的冷汗。飞行员看不到乘客，因为他们的驾驶舱有一道上了锁的门将其与乘客隔离；外科医生在手术期间也不必与病人在情感上共鸣，因为患者处于全身麻醉的无意识状态中；乐手和舞者只需沉浸在他们自己的情感世界中；而在诸如体育运动和国际象棋之类的竞技领域中，你实际上想看到你的对手被你吓到。

但在心理治疗中的情况就好像我们是一名飞行员，但是大多数吓坏了的乘客坐在我们的面前；或者我们是一名外科医生，但是病人没有使用麻醉剂，我们在手术期间不得不与其保持眼神交流，并不断询问其感觉如何；或者我们是一名舞者或乐手，但是我们不得不与听众中那位具有最严重广场恐惧症的人保持眼神交流。

尼森 - 利（Nissen-Lie）及其同事是挪威的一个心理治疗的研究者团队，他们注意到了心理治疗领域面临的这一挑战：

> 因为心理治疗的特殊要求，将其与其他专业相比也许是困难的。为了帮助来访者，治疗师必须成功地将其专业能力和专业特长与其个人特质整合起来，以至于难以区分哪些是专业能力和专业特长，哪些是其个人特质。

心理治疗是唯一的一个专业工作者必须直接面对他人的痛苦并且在保持情感开放的同时要努力克制那些立刻做些什么让来访者不再痛苦的冲动的领域。刻意练习能否帮助治疗师发展出这种情绪韧性，从而使我们在降低来访者的痛苦与接纳其痛苦之间达到平衡？

我阅读的有关专业特长的图书数量在不断增长，但翻阅有关其他领域的有关刻意练习的著作，我并没有找到任何有助于应对回避体验的方法。拿出绝招，我打开 2006 年版《专业特长与专家级表现手册》这本 901 页的大部头著作，对其中跨越十几个领域的专门技能和刻意练习进行了探索。不幸的是，我仍无法找到任何其他领域有针对发展情绪觉察并处理回避体验的训练。[①]

有像我们这样的领域吗？真走运，我竟然找到了一些答案。

第一个刻意练习：精神静修实践

我在读大学时想学习心理学。不过，我所在的大学的心理学课程注重行为主义，而我却没有科学实验所需的耐心，所以对这些课程我总是心不在焉。因此，我转而钻研比较宗教，而非心理学。

我最喜爱的一位教授是约翰·纽曼（John Newman）。约翰在佛教寺院和基督教修道院均曾生活和修习过。精神对他来说不仅是学术而已。他又高又瘦，知识渊博。他居住在印第安一座农场的一片玉米田中，那里感觉就像一处精神静修所。当他在黑板上写字时，他的手指噼啪作响，仿佛古代智慧的电流经由他的手而传导到了黑板上。

我毕业那年，他出版了名为《专注之学》（*Disciplines of Attention*）的著作，考察运用精神静修来"改变基本的情绪倾向"。

当我浏览那些刻意练习图书时，约翰所写的图书因其标题中含有"学"

---

① 当然其他领域已经开始注意到这个问题。例如，最近的研究发现，牙医的共情水平在他们的训练中会有所下降，因此，有些训练专门针对提高牙医的情绪同调能力。

字而引起了我的注意，我打开它，逐页翻阅。我这才意识到，人们实际上运用刻意练习来应对回避体验已经不止数十年或数个世纪，而是有数千年的历史了。事实上，应对回避体验可能是刻意练习最初的应用之一。

在书中，约翰特别探索了精神静修如何指向与心理治疗同样的目的，即帮助静修者获得有关其自身情绪的元觉察。在精神静修中，这被称为去认同。我们觉察到我们的情绪只是某种经由我们的东西，而非某种是我们的东西。他指出："冥想……促进一种对当下情绪状态的一般性去认同或客体化，其进一步的目的在于理解那种因为当下痛苦或愉悦的情绪增加或减少而带来的自我观念实际上是一种错觉。"此处的去认同，即人们熟知的正念，帮助我们抵抗我们人类趋乐避苦的倾向和相关信念，即认为眼前的痛苦对我是坏事，而眼前的快乐对我是好事这样的倾向与观念。太好了，我终于找到了答案！

正念

正念是一种刻意练习的形式，其目的在于**以接纳的态度来觉察当前的体验**。

> 在正念状态下，个体的思想与感受在意识中作为事件被观察，个体不对它们过度认同，也不以一种自动化、习惯性的反应模式对其做出反应。这种平心静气的自我观察状态被认为在人的知觉与回应之间引入了一个"空间"。因此，正念被认为能使人们对情境做出反应时更具反映性（与非反射性）。

正念建立对人的体验的每时每刻的自我觉察，让我们从自动化的生活中醒来，觉察到心灵本身的各个方面。与人们自然地偏爱积极感受或抵制痛苦感受相反，正念练习的目标是帮助我们接纳自己的体验。如同卡巴·金所说："接受每一刻的到来——**愉悦的、令人不快的、好的、坏的或令人厌恶的**——然后与它们共处，因为它们就在眼前。"

作为一种刻意练习，数千年来正念被广泛运用到精神静修中，包括佛教、基督教、犹太教和道教等。在佛教中，修行包罗万象。每一刻都是刻意练习的机会。如同铃木大拙所言："禅修是我们真实本质的直接表达。严格来讲，对人类而言，除了这个修行，没有别的修行；除了这种生活方式，没有别的生活方式。"

20 世纪之交，威廉·詹姆斯（William James）最先认识到正念在心理治疗中的前景，爱泼斯坦（Epstein）曾报告：

> 20 世纪初，詹姆斯在哈佛大学发表演讲，当认出听众中一位来自斯里兰卡的来访佛教僧侣时，他突然停了下来。据报道，他当时是这样说的："来，坐在我的椅子上。您比我更适合讲授心理学。从此刻开始的 25 年后，人们都将开始学习您讲授的这种心理学。"

尽管这期间的用时比詹姆斯预想的长了一点，但他的预言还是成真了。过去 100 年里，正念日益为心理学所接受。今天，一个完整的心理治疗分支，即第三浪潮 CBT，便正是基于正念而建立的。在美国，目前有超过 60 家治疗和研究中心专注于运用正念让来访者受益。

由于正念明显有益于来访者，所以我们期待它可以给治疗师带来好处也是自然而然的。既然治疗师是心理治疗疗效的第二大影响因素，探索针对治疗师进行正念训练是否可以改善其疗效这个问题也就合情合理了。

最近的研究表明，事实确实如此。例如，研究发现，正念训练可能促进治疗师的共情能力、悲悯能力，改善其技能习得，降低其紧张和焦虑感，提升其自我效能，改善其自我洞察能力，以及提高其避免使用防御性的方式回应有负性情绪的来访者的能力。

尽管有大量的研究证明正念训练对受训者的影响，但是针对这种训练是否会影响来访者疗效的专门研究却很少。不幸的是，这个针对来访者疗效方面的研究缺陷远远不局限于正念训练方面，而是代表了心理治疗关于督导与训练研究中存在的一个更广泛的问题（参见第1章、第5章）。最近在德国进行的一项研究显然是个例外。该研究表明，参加过坐禅的受训者比没有参加过坐禅的受训者具有更好的来访者疗效。

有些研究项目已经将正念整合到他们的心理治疗训练的模型中，将其作为心理治疗训练模型的核心成分。例如，心理动力学研究者约翰·穆兰（John Muran）和杰里米·萨夫兰（Jeremy Safran）便运用正念来帮助受训者修复破裂的治疗关系联盟。他们指出："我们希望正念训练将促进受训者提升其怀着好奇的、非评判的、接纳的态度关注此时此地的能力。换言之，正念训练将帮助治疗师做到去中心性（de center），即将其思想与感受作为暂时的心理事件而非不可改变的真理进行观察。"

诺亚·布鲁斯（Noa Bruce）及其同事总结了该观点并代表各种心理治疗模型的研究者与督导师发声：

> 我们认为，与他人同调的能力是可以学习的。这种能力是一种具有治愈性的、充满共情的关系的核心。通过正念练习，心理治疗师可以逐渐对自己更加了解和友好，并促进他们发展对来访者更加了解和友好的能力。我们进一步认为，治疗师与患者建立同调、共情的关系的能力可以促进患者改善自我同调的能力，而这种能力反过来能够减少痛苦，促进健康，增强患者建立和维持人际关系的能力。最终，我们认为，对心理治疗师进行正念练习的作用给予更多关注也许有助于我们理解哪些方法可以用来训练心理治疗师以使其

能在心理治疗中促进积极的关系体验。

临床正念

研究者达芙妮·戴维斯（Daphne Davis）与杰弗里·海斯（Jeffrey Hayes）提出，正念必须成为新手治疗师的一种"必备的特殊胜任力"。不过，我提议，我们还可以更进一步。心理治疗不需要一种一般性的正念。相反，它在面对我们的来访者的最痛苦的情感时，要有一种特定形式的正念、情绪的自我觉察和非反应性。这些创伤如此难以忍受，以至于他们回避这些感受，甚至达到自我破坏的程度。我所称的**临床正念**，即在面对来访者的痛苦时，治疗师在情绪方面的自我觉察和非反应性的能力。这是我的刻意练习程式的一个核心成分。我将临床正念之于心理治疗视为类似于身体的健康状态之于体育运动，是专业表现的一个重要的、核心的要素，会提升或阻碍自己的治疗效果。我将在第 10 章中阐述培养这种技能的刻意练习训练项目。

Developing Your Own Deliberate Practice Routine

第三部分

发展你自己的刻意练习程式

在第 1 ~ 4 章中，我回顾了自己是如何踏上刻意练习这条道路的：首先，我看到自己在临床上的失败（"其余的 50%"）；然后，我期待有一种更有效的临床训练方法。当我第一次从斯科特·米勒那里听到刻意练习的时候，我立刻受到鼓舞。我的直觉是：如果其他领域可以运用刻意练习进行训练，那为什么我们不能这么做呢？在接下来的几年时间时里，我亲身实验了刻意练习，并研究它如何被运用于其他领域。

本书第二部分就是关于刻意练习的研究。在第 5 ~ 8 章，我们回顾了那些预示着刻意练习非常有助于心理治疗的研究。

本书接下来的部分是写给大家的。我希望你现在已经对刻意练习是否有助于自己的临床训练产生了好奇，就如我第一次从斯科特·米勒那里听到刻意练习时一样。本书剩余部分的目标在于帮助你开始自己的实验并发展出你自己的刻意练习程式。在这些章节中，我将描述我从自己的刻意练习实验中学到的东西，包括有用的部分和没有用的部分，以及我曾遇到的一些挑战。

我想强调"实验"这个词，因为这是心理治疗的处女地。请取走对你有用的内容，而舍弃那些无用的信息。尽管以下章节中的大多数建议都是基于实证研究的，但是这些理念和练习本身尚未经过心理治疗的实证检验。虽然该领域已经拥有了一些前景良好的研究，但是研究成果还需要一些时间才能产生。从现在起到那时为止，我们每个人都是我们自己的样本号为 1 的实验案例研究。我将提供建议和忠告，但是让你的好奇心，以及最重要的是，让你的训练结果和疗效作为你的路标。

第 9 章描述用于指导我的刻意练习程式的基本原则。

第 10 章描述那些我发现有助于提高基本心理治疗技能的练习，我发现它们是有帮助的。这些内容包括以下六点。

练习 1　临床正念：发展自我觉察体验并处理回避体验；

练习 2　改善与来访者的同调（1）：你之所见；

练习 3　改善与来访者的同调（2）：你之所闻；

练习 4　改善与来访者的同调（3）：你之所感；

练习 5　心理治疗的热身练习；

练习 6　培养心理治疗的耐受力。

第 11 章介绍来自特定治疗模型的专门技术的练习。这些内容包括以下三点。

练习 7　对心理治疗师的行动和所运用的模型的评估；

练习 8　研究专家录像；

练习 9　特定模型的练习；

杰出的爵士乐教师杰里·科克尔（Jerry Coker）在其著作《如何练习爵士乐》（*How to Practice Jazz*）中写道：

> 练习音乐本身就是一门技术，这门技术如此重要，以至于直接影响我们为学习音乐表演所付出的每一分努力的最终结果。有一个很棒的老师会有助于你的学习，最好的关于音乐学习的图书、教科书，以及音乐集、录像、录音等也会有很大的帮助。但是，你的学习（练习）的一个最重要的方面，是教师或图书无法为你做到的，那就是你自己的行动（练习）。你必须有能力让自己进行有效的练习，否则，你将被迫放弃充分发展自己的音乐才能的抱负（附：我有言在先）。

| **练习的原则**

在我开始心理学研究生学习的同时，我也学会了攀岩。我不是一个天生的运动员，但是我发现身体挑战和刺激的混合很有趣。回想起来，我还想到，我之所以喜欢攀岩，是因为它比心理治疗简单得多。和治疗一样，攀岩代表一系列无止境的、不断增加的挑战。然而，与治疗不同的是，攀岩的结果非常容易被评估：你或者攀爬到顶，或者止于半途。在攀岩中，关于成败，似乎永远不会有争论或困惑不清的感觉。

我的攀岩始于体育馆。经过一年的室内攀岩之后，我鼓起勇气到户外进行攀岩。几年后，我又开始寻找下一个挑战。此时，我的攀岩伙伴听说有一条酋长岩（El Capitan）攀爬路线，这是优佳美地国家公园（Yosemite National Park）最大的垂直岩面。我之前认为酋长岩是职业攀岩者的专属领地。但是，我的朋友描述了另一条我们可以企及的攀岩路线，叫塞拉瑟岩壁（Salathé Wall）。"沿着这条路线攀岩需要的技术实际上非常简单，"他说道，"只是岩壁真的很高。"

有一天训练时，我们在山脚下遇到一位年长的、声音粗哑的攀岩者。他衣衫破旧，满手老茧，其攀岩设备看起来用了有 20 年了。我问他是否有关于攀爬酋长岩的建议。他说道："这么多年来，我见过数百支队伍试图使用各种花样的新式装备和技术攀爬酋长岩，但他们半数都失败了。为什么？问题不在于设备或技术。登顶这块大岩石可以归结为一个简单的原则：不要问、不要说。"我问此话何意。他回答说："永远不要问你的同伴是否想放弃。当你想放弃的时候也不要说出来，只是继续下去就好。如果你不放弃，那么就一定会登顶。"

不要放弃——一个基本原则。大多数领域却依靠这个基本原则指导练习。在本章中，我将回顾我刚开始做了哪些实验来发展我自己的心理治疗刻意练习的基本原则。正如之前所讨论的，这些原则是实验性的。尽管基于实证研究，但它们自身还没有经过实证检验。像本书中的所有内容一样，采用对你有用的，舍弃那些没有用的。最后，最重要的是你的练习的结果帮助你的来访者获得更好的疗效。

关于术语的说明

由于该刻意练习程式适用于心理治疗师职业生涯的所有阶段，"治疗师"一词指的是练习者（可能是接受训练者或有执照的临床治疗师），"教练"一词用来指提供反馈和指导的人（可以是一位督导师、顾问、教授等）。

刻意练习：基本原则

我的刻意练习程式基于以下 5 个步骤：

（1）通过录像观察我自己的治疗工作；

（2）从教练或顾问那里获得专家反馈；

（3）设置微小递增性的学习目标，这些目标稍高于自己当前所具备的能力水平；

（4）针对具体技术反复进行行为演练；

（5）通过来访者报告的疗效对自己的表现进行连续评估。

这些步骤的重复贯穿了我的职业生涯，从研究生阶段开始，持续到获得执照乃至职业生涯的中期和晚期（图 9.1）。

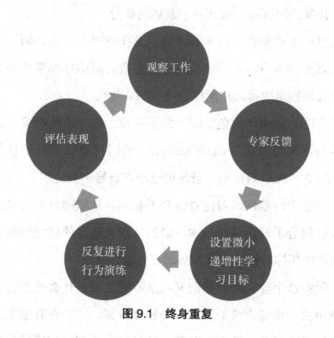

图 9.1　终身重复

此外，我的程式还包括了来自其他领域（如医学、表演艺术、危机管理等）的如何运用刻意练习的原则：

- 我们将自己的所有来访者的临床疗效作为我们工作最有效的实证基础（参见第 5 章）；
- 通过聚焦于具体的稍高于我们当下能力水平的可递增技术并反复加以练习，我们能最好地进行学习（参见第 6 章）；
- 通过观看录像而回顾我们自己的工作，我们从临床经验，尤其是临床失败中，最大限度地进行学习（参见第 7 章）；
- 通过培养情绪的自我觉察和非反应性，我们处理自身的回避体验（参见第 8 章）。

新颖与不同之处

首先，让我们回顾这个程式并不新颖的部分。

训练的目标（培养临床技术和情绪的自我觉察）并不新颖。实际上，这些目标与心理治疗本身一样古老，且是大多数心理治疗模型的共识。正式的**助人技术训练课程**至少可以追溯到 20 世纪 60 年代。

训练的方法（录像和角色扮演）并不新颖。临床角色扮演至少从心理治疗先驱者雅各布·莫雷诺（Jacob Moreno）的时代就已经开始被使用了。至少从 20 世纪 60 年代早期开始，录像也已经在督导中被运用。

该程式聚焦于体验性练习这点也并不新颖。从早期行为主义开始，心理治疗训练就已整合了行为演练技术。最近，越来越多的研究探索了在多个心理治疗模型中使用体验性练习来发展治疗技能。

其次，我们这个程式的新颖而又与众不同之处是什么呢？它们是来自专业特长科学中关于训练方法的知识、经验和教训。它们在其他大多数专业领域的训练中被看作是非常重要的部分，但目前在心理治疗领域的训练中却鲜有应用，甚至完全没有。它们包括以下四点。

不同之处 1：更微小的、更具递增性的技术成分

我们尽可能区分出最微小的技术成分，即稍稍超越我们现有能力水平的微技术。例如，在传统的训练中，教练可能建议治疗师"仔细倾听"来访者。在本程式中，教练会将仔细倾听划分为微技术，诸如"观看这个来访者的治疗录像，计算你有多少次打断了来访者"或"观看录像并计算，在来访者停止说话到你回应之间，你保持沉默的时间为多少秒"或"观看该录像并注意，当来访者表达愤怒时你自己的内在体验。记录你感到不适的次数"等。

不同之处 2：尽可能将时间用于基于模拟的行为演练

在这个程式中，我们尽可能将时间用于模拟以练习技术而非讲授理论或讨论技术。我们认为，除非治疗师实际上从事技术练习，否则依然是纸上谈兵。例如，在为期一小时的课上，20 分钟用于解释技术，10 分钟用于观看技术示范，10 分钟用于讨论，其余 20 分钟则用于运用技术进行角色扮演（每位治疗师练习该技术 5 分钟），那么我们认为每位治疗师获得了 5 分钟实质性的技术训练，[①] 而传统的心理治疗训练则将被动学习（讲座）或理论学习（讨论）置于首要地位。

不同之处 3：重复与努力

这个程式强调通过在整个职业生涯中不断重复进行针对基本和高阶技能的练习来发展和维持心理治疗的技能。正如音乐家、运动员、国际象棋大师和飞行员在其职业生涯中重复练习相同的基本技术一样，我们不能停止练习。再者，我们的练习并非心不在焉的重复，而是不断尝试推动自身进步，打破我们自己的内稳态。我们的目标是持续不断的提高，而非达成自动化。如果没有感到困难，那么你就没有使自己的技能有所长进。

不同之处 4：单独刻意练习

像许多其他领域一样，我们认为专业级的表现源自许多小时的单独刻意练习。与教练或顾问会面对于获得反馈和评价表现至关重要，但是其他因素（尤其是金钱）限制了我们能够获得的专家反馈的数量。好消息是，单独刻

---

① 学习中的所有非行为成分当然是非常重要的（如解释技术、观察示范、讨论等）。但是，它们可能轻易消耗掉课程或督导的绝大部分时间。在许多领域中，大多数行为演练是作为家庭作业在单独刻意练习期间进行的。督导／教练的时间很大程度上用于引导这种单独刻意练习。

意练习是免费的！坏消息是，跟与专家一起练习相比，它对努力和毅力的要求要多得多。

基于模拟的训练

刻意练习要求模拟实际心理治疗的行为技术演练。这种演练主要通过两种方法进行，即录像和角色扮演。

回看录像

治疗师回看自己的治疗会谈录像。观看录像时，治疗师做由教练布置的练习（练习范例本章稍后描述）。关于心理治疗会谈录像的录制建议请参见附录。

示例

教练与治疗师确定一段会谈录像，其中来访者与治疗师的工作关系联盟很糟糕。教练指导治疗师观看其治疗录像并进行练习 2、练习 3 和练习 4（参见第 10 章）。

回看录像的优势

回看录像使治疗师直面自己与来访者的工作。这可能有助于治疗师更有效地处理自己的回避体验。同样，回看录像也可以由治疗师在单独刻意练习中独自进行。注意，独自练习要比与教练或同伴一起进行刻意练习需要更多的努力。

角色扮演

教练要从心理治疗中挑选出具有挑战性的部分进行模拟。第一步是教练通过扮演治疗师来示范技术。第二步是交换角色，教练扮演来访者，而治疗师扮演治疗师。治疗师在角色扮演中重复具体技能，直到其掌握该技能为止。角色扮演也可以与同伴或付费演员一起进行。有些大学会让来自戏剧系的志愿者参与角色扮演。

示例

教练与治疗师确定一段会谈录像，在会谈中，来访者因为治疗师打断自己而闭口不言。教练设计了一个角色扮演，她扮演来访者，而治疗师练习包含更加认真倾听在内的具体技能。他们反复进行角色扮演，直到有证据显示治疗师已经掌握了该技术为止。

角色扮演的优势

由于角色扮演是人为设计的，因此教练能够更好地控制训练的内容和焦点。例如，教练将角色扮演限制于某个特定的需要学习的议题或技能。或者教练可以在不同的治疗师面前扮演同一个来访者，这称为"标准化"的角色扮演。治疗师可以扮演他们的来访者。这时常让治疗师能更好地理解并在情绪上"感受"他们的来访者。

进行练习是一种什么样的感受

为了使刻意练习实际可行，我们必须确认它让我们产生的感觉是怎样的。与随波逐流截然相反的是，在刻意练习中，我们需要面对自己的局限性，聚焦于自己的失败之处，展现自己的弱点。没有人会天生享受这些。你时常感觉自己处于失望与厌倦之间。你当下只能看到自己的努力与奋斗，收获与回报则只能在展望未来中期待。

然而，书山有路勤为径，学海无涯苦作舟。随着我们不断进行练习来改善自己的技能，我们会越来越接近我们成为治疗师的最初目标：更有效地帮助我们的来访者。这也触及我们的内在动机，其实我们进行刻意练习收到的回报远远超过练习所要求的努力。关于维持刻意练习动机的更多信息，参见第 12 章。

练习的内容

我的刻意练习程式聚焦于两类技能：（1）基本心理治疗技能的练习，又称作**促进性人际技术**；（2）来自特定治疗模型的专门技能练习。这两类技能对于有效的练习都是至关重要的，类似于音乐家必须既练习普通的音符，又要练习特定的乐曲或片段。第 10 章将描述那些有助于提高基本心理治疗技能的练习，那些针对特定治疗模型的专门技能练习将在第 11 章中进行描述。

如何选择刻意练习的案例

我的刻意练习程式的潜在原则之一是聚焦于停滞不前、症状恶化或濒临恶化的案例。这些案例可以通过下列各种方法加以鉴别。不过，要注意的是，这些方法并非百分之百可靠，而是都有其本身的盲点。因此，我们推荐对每个案例都交叉使用多种方法加以鉴别。在理想的情况下，你至少有 3 种不同的数据来源用以帮助自己确定相关的案例，因此你可以进行三角测量，对某个案例是否适于进行刻意练习做出一个更可靠的评估[①]。最常见的数据来源有以下五种：（1）来访者的报告；（2）教练 / 治疗师的判断；（3）常规疗效监测数据；（4）来自来访者的质性数据；（5）来自其他了解来访者的人的

---

① 该领域当前的标准是仅有两个数据来源（来访者的报告与治疗师的判断）。从这两方面的数据可以发现，40% ~ 60% 的来访者并未从治疗中受益。

辅助信息。

来访者的报告

每次会谈，我都试图就治疗进展与来访者进行讨论。当被问到进展情况时，有时来访者会报告他们认为自己的情况是否停滞不前，是否症状恶化，或者自己是否在考虑终止治疗。不过，获得详细和准确的反馈并不容易。只是像许多治疗师那样询问"今天的会谈如何"是很不够的。当治疗越来越糟或来访者处于脱落的风险中时，他们中的许多人并不愿意透露相关情况。每次会谈使用简短的结构化反馈表也许有所帮助，如会谈评估量表（Session Rating Scale）。

教练 / 治疗师的判断

在确定哪个案例可能有恶化和脱落的风险方面，临床判断是另一个有价值的工具。你可能有预感或直观感觉到事情不对劲。不过，要注意的是，最近的研究严重质疑临床治疗师预测自身案例处于恶化风险的能力，因此，在没有其他信息来源的情况下，临床判断不应被认为是可靠的。

常规疗效监测数据

常规疗效监测是一套程序，它贯穿于治疗过程中，方法是每次会谈中对来访者进行一个简短的疗效或治疗联盟的测量，用以评估来访者的健康、临床进展以及治疗关系的质量。越来越多的研究表明，常规疗效监测是鉴别出恶化或面临脱落风险的临床案例的一个好方法。但是，需要注意的是，常规疗效监测对变化不敏感，对有些来访者而言，这个方法得出的数据不可靠。例如，有些来访者不理解常规疗效监测所使用的语言，也不会使用该语言表达自己。有些来访者可能会出于一些特殊的原因而低估或高估自己的沮丧，如那些被强制执行治疗或处于法律诉讼中的来访者。

质性数据

常规疗效监测通常都是数量化的，与此相反，质性数据则更具有情境性，也更细致，常需要通过更微妙的评估方式来了解来访者。这些数据能更准确地捕捉到来访者特有的自我概念和表达方式。这些方法包括问卷调查、结构化访谈或半结构化访谈，用来了解来访者生活中哪些方面发生了变化，哪些方面没有改变。研究显示，有些来访者并不是通过症状改变来评估其进展的。对这些来访者而言，存在着一种风险，即来自量化测量的反馈可能会误导（所以他们可能是刻意练习没有帮助的信息源），因为这些测量的方式与来访者自身理解问题的方式差异过大，换句话说，问题不正确。

辅助信息

这些信息的获取方法包括与来访者生活中的重要人士（他们的雇主、教师、家人等）会谈，以及请教为来访者提供其他治疗的专业人士。

如何选择刻意练习训练项目

我确定训练项目的方法有两种。

第一，我的一位教练基于他对我的治疗工作和潜在的、需要提高的领域加以分析后给我布置的刻意练习训练项目。

第二，我基于对自身的临床薄弱点的判断及感兴趣的成长领域所选择的刻意练习训练项目。

我建议你尝试练习本书中介绍的所有练习项目至少 2 ～ 3 次，只为感受它们。这可能有助于你确定哪些练习对你的技能发展有帮助。

统筹

- 地点：我发现我需要在一个私密和安静的场所进行刻意练习，这样便不会受到同事、孩子等人的干扰。

- 计划：最好能做一个刻意练习日期和时间的计划，放到自己的行动日历中。如果你不做刻意练习的时间计划，而是每天等待一个合适的时机，你可能经常会发现，一整天都要过去了，而你却什么也没有做。

- 时间：一天中进行刻意练习的最好时间是你头脑最清醒的时候。对许多人来说这个时间是早晨。刻意练习可能是一天中你所做的最艰苦的事情，所以这样安排比较合理。

- 时长：最初的目标可以是每周 1 小时的刻意练习，分成三个 20 分钟的时段。这样安排可以让你对刻意练习有不错的体验。重要的是，最初不要期待太高，开始的时候，你需要积累一些成功的经验，否则你的士气可能受挫。当你数周都能成功完成 1 小时的刻意练习后，可将其提高到每周 2 小时，分成四个 30 分钟的时段。久而久之，你能够调整自己的程式，实现自己的训练目标和计划。参见表 9.1，练习程序的一个示例。[1]

表 9.1　刻意练习程式示例

	初级	中级	高级
星期一	20 分钟	40 分钟	60 分钟
星期二		20 分钟	60 分钟
星期三	20 分钟	60 分钟	60 分钟
星期四		20 分钟	60 分钟

---

[1]　请注意，包括音乐、运动等许多领域的顶级选手，一般每天练习 2～3 小时或更长，每周练习六天。

（续表）

	初级	中级	高级
星期五	20 分钟	40 分钟	60 分钟
星期六			60 分钟
星期日			

刻意练习日志

治疗师应持续撰写刻意练习日志，记录自己的训练活动。日志有助于你掌握那些有帮助的训练，这样你就可以不断改进和完善你的练习程式。它还将有助于你确定练习的最佳时间和日期。

日志应包含日期／时间、时长、练习的焦点以及备注（参见表 4.1 的示例）。备注用来记录你的任何体验、观察或领悟，这些可能有助于治疗师随着时间的推移而改善自己的学习进程。例如，我使用备注记录如下事宜：

- 我对练习的反应（如感到是否有帮助）；
- 我在练习期间的能量水平；
- 我个人生活中可能影响练习的一些问题；
- 情绪反应或回避体验。

评估刻意练习的效果

应该不断评估刻意练习的效果。正如第 5 章所讨论的，这种评估必须基于来访者的疗效（而非多大程度上固守某一种治疗模型）。换言之，治疗师与教练应该不断地问自己："刻意练习实际上有助于我帮助来访者吗？"评估刻意练习对来访者的疗效的方法，与先前讨论的方法相同，具体如下：

- 来访者的报告；

- 教练／治疗师的判断；

- 常规疗效监测数据；

- 质性数据；

- 辅助信息。

由于以下几个原因，评估刻意练习的效果可能很棘手。首先，存在许多可能影响心理治疗效果的中间变量，如来访者的家庭、职业、身体健康、住所等。实际上，治疗结果的大多数变异，归因于来访者在治疗师影响之外的生活因素。将治疗师的刻意练习对来访者健康状况的作用从这些因素的影响中分离出来是具有挑战性的。例如，刻意练习也许帮助一位治疗师在与来访者发展治疗联盟方面越来越熟练，但是来访者仍可能由于失去工作、居所或某个重要的关系而导致其情况继续恶化。在这种情况下，临床目标可能是帮助来访者降低其症状恶化的程度。

评估刻意练习效果可能棘手的另一个原因是，治疗师的判断并不那么可靠，而且来访者在报告其症状或治疗对其健康的作用时，并非总是直截了当或始终如一。

另一个挑战是，心理治疗的作用可能需要一段时间才能显现，或者可能随着时间的推移，其作用有所降低。出于这个原因，埃里克松强调了在评估刻意练习效果时长期随访的重要性。

基本技术的刻意练习

当我第一次告诉贾森·惠普尔，我计划写一本刻意练习在心理治疗领域中的应用的著作时，他回应我："小心别赶时髦。"我问他此话何意，他回答道：

> 注意你的刻意练习的焦点所在。研究一致表明，影响心理治疗结果的大多数变异在于来访者，其次才是治疗师，而治疗模型（CBT 等）的重要性要小得多。这意味着，刻意练习应该首先聚焦于基本的人际技术。否则，刻意练习可能仅仅沦为另一个时髦：一个如何从事心理治疗的"模型"或"神话"，像所有其他既有模型一样，以解释那 1% 的结果变量而告终。

贾森的忠告是明智的。我在临床上的失败，绝大多数都源于我在基本心理治疗技术方面的局限，诸如没有准确同调我的来访者，未能建立牢固的工作联盟，或者没有管理好自己的回避体验。在早期训练期间，我曾希望，掌握一个正确的心理治疗模型就可以提高自己的治疗效果。然而，我现在明白，最重要的步骤是发展这些基本技术。没有基本的人际技术，我在任何心理治疗模型中都无法取得效果。

因此，我的第一个刻意练习实验聚焦于所有模型共同的基本心理治疗技术。这个技术被称作**促进性人际技术、基本治疗相关人际技术**及**关系技术**。该技术系列包括共情、言语流畅性、情绪表达、说服力以及问题聚焦。关于该领域的研究回顾，参见《有效的心理治疗关系：循证回应》（*Psychotherapy Relationships that work: Evidence-Based Responsiveness*）及《心理治疗大辩论》（*The Great Psychotherapy Debate*）。

本章介绍用于刻意练习的练习。我发现，这些练习有助于我们获得并保持一些非常重要的心理治疗技术，且对处在不同职业发展阶段（从新手咨询师到高级咨询师）的所有心理卫生工作者都适合，也适用于不同的治疗方式（如个体治疗、婚姻与家庭治疗、学校咨询、药物滥用咨询等）和不同的理论取向（如认知行为、动力学取向等）。这些练习是基于布鲁斯·万普尔德（Bruce Wampold）的著作《心理治疗如何起作用的情境模型》（*Contextual Model of how psychotherapy works*）。

本章的训练项目包括以下六个：

练习 1　临床正念：发展自我觉察体验并处理回避体验；

练习 2　改善与来访者的同调（1）：你之所见；

练习 3　改善与来访者的同调（2）：你之所闻；

练习 4　改善与来访者的同调（3）：你之所感；

练习 5　心理治疗的热身练习；

练习 6　培养心理治疗的耐受力；

练习 1　临床正念：发展自我觉察体验并处理回避体验

该练习的总体目标是帮助发展临床正念（参见第 8 章），在回看自己的治疗会谈录像中面对自己的临床工作时，觉察自己的内在体验。更具体地说，该练习聚焦于与心理治疗实际操作尤其相关的两个方面的内在体验上。

第一个方面是构建自己的自我觉察体验，即在治疗会谈期间发生的内在过程与体验。它包括你的思想、感受、躯体感觉、焦虑、希望、恐惧等。在实际的治疗会谈中，你的注意力的焦点通常集中在来访者身上，因此这些内在过程通常发生在背景中，处于你自己的意识觉察之外。但是，这些过程仍会限制你与来访者的沟通及共情能力。因此，这些练习的目标是将这些内在过程和体验带入你的意识觉察之内。

第二个方面是留意你自身的回避体验，即回避诸如焦虑、恐惧、怀疑、悲哀、愤怒、内疚等不愉快体验的冲动。尽管回避不愉快体验的强烈需求乃是人之常情，但是如果你没有觉察到自己的回避体验，你将在帮助来访者处理其痛苦体验方面遇到困难。在外科手术中，外科医生拥有一把清洁的手术刀至关重要。在心理治疗中，你的头脑和心灵就是那把手术刀。

研究基础

从弗洛伊德开始一直到第三浪潮的 CBT 模型（参见第 8 章），绝大多数心理治疗模型都讨论了自我觉察体验的重要性以及回避体验的问题。最近，心理治疗界越来越多地意识到治疗师通过发展正念技术来提高其心理治疗效果的潜在价值。

该练习类似于一种旧的督导方法——人际过程回顾。该方法使用录像帮助受督导者探索其体验及其对来访者的反应。不过，一个重要差异是，该练习聚焦于受督导者在观看录像当下时刻的体验，而不是回忆实际治疗会谈时的体验。聚焦于当下时刻的体验对于处理回避体验更为有效。

练习说明

（1）在开始该练习之前，通读下列全部说明。留出至少 30 分钟的时间，在一个不受干扰的私密场所中，观看你自己的治疗录像。练习期间，在纸上或电脑上进行记录。

（2）选择你的治疗工作的任何录像片段。在开始观看前，暂停片刻，留意自己的内在状态。记录任何你注意到的事情。例如，注意以下列举的各项。

a. 你的身体有什么感觉？

b. 你的头脑中有什么想法？

c. 有焦虑或类似的感受吗？

d. 有回避观看录像的冲动吗？

e. 有其他一些体验（如犹豫、渴望、乐观、自我怀疑等）吗？

（3）开始观看录像并倾听你和来访者的谈话。尽量不要去思考录像中你所运用的心理治疗技术。相反，只聚焦于关注你在观看录像时的内在体验。

（4）如果某个录像片段导致你产生强烈的感受，让你想进一步探索，则暂停或倒回录像，再一次观看该片段。但是，不要快进或跳过某些片段，因为这可能是潜意识的回避体验。

（5）记录你在观看该录像时的任何身体感受。下列问题有助于在此过程中为你提供引导。

①记录你留意到的任何事情。例如，以下列举的内容。

a. 你的身体有什么感觉？

b. 你的头脑中有什么想法？

c. 有焦虑或类似的感受吗？

d. 有回避观看录像的冲动吗？

e. 有其他一些体验（如犹豫、渴望、乐观、自我怀疑等）吗？

②在观看录像的什么地方时，你感到最紧张、焦虑或希望进行防御（停止的冲动、打断、回避等）？请注意，很多人（包括我在内）在最初的十秒里，甚至在录像开始之前，拥有全部这些体验。

③当你感到最为紧张时，来访者的表现是什么样的？例如，他们被动、回避、表现出向你求助或者与你进行争论？他们在谈论什么？

④在观看录像的过程中，当你注意到自己的身体时（如跷二郎腿、在椅子里挪动、抖脚、交叠双臂、皱眉等），请记录下来。列出清单，然后回看在这之前发生了什么。例如，在这些动作之前正在进行的谈话主题、互动等。

（6）当你观看录像时，留意并记录下列内容。

①时间比平常过得更快还是更慢？

②感觉这个过程困难还是容易？

③这个过程令人愉悦还是令人感到不快，或者兼而有之？

④你有回避该体验的任何冲动吗？

个人观察

这是我做的第一个刻意练习。在最初的几周内，我在观看录像时注意到的一切几乎都是令人不快的：紧张感、焦虑感、自我攻击的想法、回避练习的冲动等。渐渐地，这些令人不快的内容转变为强烈的情绪感受：悲哀、愤怒、希望、渴望、内疚、爱。随着时间的流逝，这个练习变得越来越容易。但是我始终注意到，我至少感受到某种紧张或回避的冲动，而有时这种体验仍然居于主导地位。

这个刻意练习的额外收益是改善了我的个人生活。在进行练习之后，我时常感到更清晰、更平静、注意力更加集中。直到今天，这都是我所做过的最具挑战性和回报最丰厚的练习。

备注

（1）该练习的目标是关注所有由观看案例录像唤起的内在体验（或回避的冲动）。某些体验可能与来访者乃至心理治疗无关，这也是正常的。例如，你也许会想到或感受到自己的过往或现在生活中的其他人。会谈录像只是刺激物。请留意它唤起的你的任何体验。（这与练习 4 相反，后者聚焦于与来访者直接相关的你的内在体验。）

（2）请记住，练习的目标并非改变你的体验，而是觉察并耐受它。回避体验是人类非常自然的反应。在我的经验中，这是治疗师进行该练习时最困难的事情。治疗师的通常反应是想回避这个练习，他仍认为自己应该超级放松，并努力迫使自己感到放松，同时也会为自己的回避体验感到羞愧并批判自己，不想向教练或同行承认自己的回避。如果你留意到自己有这些反应，只要记录下来并继续这个练习即可。

（3）很多人发现这个练习比他们最初所想象得更具有挑战性。只是放松地坐下来并关注声音！如果你像大多数人一样，感到实际上非常困难，那也请尽量不要为此感到沮丧。许多人都和你有同样的感受。佛陀用了几十年才达到自我觉察，因此你也可能需要一些时间。

（4）就像所有这些练习一样，一个最大的挑战是你要避免自动化和漫不经心的重复。刻意练习只有在你意识清醒并寻找新信息时才有用。这项工作很费力气！

练习 2　改善与来访者的同调（1）：你之所见

该练习的目标是让你发展出更好地与来访者同调的能力，这是构建治疗联盟的一个必备成分。该练习是一个由三组练习组成的一系列练习的一个部分，这些练习有助于培养做到准确同调的必备技术：关注你看到来访者做了什么，听到来访者说了什么，以及当与来访者坐在一起时你自己感受到了什么。这些练习被人为地划分出来，以便你能单独聚焦于每一个技术。该练习是聚焦于同调的第一个具体成分：你之所见。

研究基础

过去数十年间，心理治疗研究中一个证据确凿的发现是，治疗关系的质量是预测心理治疗成功或失败的重要变量。已获确认的重要治疗关系的成分包括：共情、一致性以及与来访者合作性地进行工作的能力。这些技术要求深刻、准确地觉察来访者的体验，包括那些由非言语和潜意识的途径表达出来的体验。尤其是，其中每一个变量对心理治疗结果变异的解释力，均十倍于治疗师对某个治疗模型的固守与其胜任力。

该练习利用了**微表情**研究的发现。微表情是非常短暂的面部表情，持续时间为若干分之一秒。微表情时常传递某人正在抑制（有意隐藏）或压抑（无意识地回避以至于没有觉察到）的思想与情感。微表情传递的信息经常与人的言语内容所表达的意思相反。例如，来访者可能在说"我只感到我对丈夫的爱"这句话时显示出厌恶的微表情。相比之下，宏观表情持续时间更长（半秒到四秒之间），并且其传递的信息一般来说与言语内容所表达的意思相符。

研究表明，微表情训练可以帮助来访者对他人的情绪更具有觉察力。能够准确地观察和理解微表情也将帮助治疗师更好地与来访者保持同调。

练习说明

（1）在开始该练习之前，通读下列全部说明。留出至少30分钟的时间，在一个不受干扰的私密场所，观看你自己的治疗录像。练习期间，在纸上或电脑上进行记录。

（2）选择一段你的近期治疗会谈录像。如果你在练习2、练习3、练习4中使用相同的治疗录像，练习效果最佳。

（3）当你开始观看治疗录像时，先关掉声音。仔细观察来访者。留意其身体姿势以及任何动作。尽量仔细观察其面部，看看你是否能捕捉到一些转瞬即逝的微表情。同样，尽力关注来访者的任何无意识的身体动作（如短暂地握拳或握紧双手）。当你观看视频时，请思考以下这些问题。

① 你对来访者的总体印象是什么？例如，她是紧张的、放松的、退缩的，还是自信的？

② 你关掉声音观看录像时获得的对来访者的印象，与你之前对其印象一致吗？或者来访者在关掉声音状态下似乎有些不同？例如，来访者看上去似乎更自信还是更不自信，表现出更多的情绪还是更少的情绪，是更积极还是更消极？

③ 你在关掉声音下看到的什么在开着声音时可能被错过？

④ 来访者肢体语言所表达的信息传递出其与你的关系如何？例如，该关系是合作的、恐惧的、接纳的、盛气凌人的、被动的，还是富有激情的？

⑤ 你现在对来访者有什么问题是之前未曾想过的吗？

⑥ 如果你在录像中也能看到自己，请留意自己的肢体语言与来访者的肢体语言之间是否具有任何相似或相反之处。例如，来访者可能缩在座椅中，而你则身体前倾。

⑦ 尽力模仿来访者的姿势和表情。例如，模仿他们的面部表情、身体姿势。留意当你这样做时出现的自己的任何感受。这些感受让你对来访者的体验有什么新的理解？

（4）在该练习的最后，概要记录你对来访者产生的新的知觉、领悟或问题。

个人观察

在我的临床工作中经常出现的一个不足是，留意不到来访者对改变其生活的矛盾心理。这通常导致的结果是,在面对那些更为矛盾的来访者时,我会陷入一种主动/被动的关系动力中。在这种关系中我为来访者提供改变的意志,却是以此方式无意识地迎合了来访者的被动性。换言之,在治疗中,我以为他们正在付出 100% 的努力以图改变,而且据此推进他们的治疗工作,但实际上他们为改变而付出的努力也许只有 50% 甚至 10%。当我与女性来访者或来自其他文化的来访者(这些文化不像美国文化这样看重自我的坚定和自信,如亚洲文化)一起工作时,我尤其易犯这个错误。

我运用该练习帮助自己处理这个不足。我聚焦于来访者的肢体语言,因为这些肢体语言表达了他们投入到治疗中的参与水平或对改变的矛盾心理。只要案例陷入僵局,我就使用这个练习重新评估来访者的参与度,而且我时常发现,口头上表示自己会充分参与到治疗中的来访者,其身体实际上却表达了其显著的矛盾心理。久而久之,我明白了,我们的身体通常比我们的言语更能准确地传达出我们的真实感受。

备注

大多数人在接受任何临床训练之前,通过自己的成长经历,就知道如何与他人同调。因此,该练习的主要挑战是避免自动化(心不在焉的重复),让自己学会新的、更准确的观察来访者的方法。刻意练习只有在你意识清醒并寻找新信息时才有用(这会使人精疲力竭)。

练习3　改善与来访者的同调(2):你之所闻

该练习是一个由三组练习构成的一系列练习的一个部分。这些练习有助于培养做到准确同调的必备技术。本练习聚焦于同调技术的第二个具体成分:你之所闻。

研究基础

　　同用于提高与来访者同调的技术系列中的另外两个练习一样，该练习也基于心理治疗研究的确凿的发现：治疗关系的质量可以很好地预测心理治疗的成功（或失败）。

练习说明

　　（1）在开始该练习之前，通读下列全部说明。留出至少 30 分钟的时间，在一个不受干扰的私密场所，观看你自己的治疗录像。练习期间，在纸上或电脑上进行记录。

　　（2）使用在练习 2 中所用的同一段录像。打开录像时，请关掉屏幕，以便你能专注于对话。仔细倾听来访者。不仅留意她说了什么，而且留意她是如何说的：语调、语速以及其中的任何变化。你还可以思考以下问题。

　　①来访者滔滔不绝还是沉默不语？

　　②来访者言之有理还是思维散乱或不合逻辑？

　　③来访者的言语让你感觉自己被拉近还是被推远？

　　④来访者的言语与其语气相匹配吗？例如，如果来访者说自己悲伤，她实际上听起来悲伤吗，或者反而听上去她与自己的情感是分离的或是愤怒的？

　　⑤通过只倾听来访者的言语沟通，你对她有不同的印象吗？例如，来访者听上去是显得更主动还是更被动，是更具有智慧还是更缺乏智慧，你觉得自己和来访者间的距离是更近还是更远？

　　⑥如果你边看边听，你可能会错过什么？

　　⑦你现在对来访者有什么问题是之前未曾想过的吗？

　　（3）现在再次打开录像，重复之前的过程，同时聚焦在你自己身上，留意你在会谈期间所说的话。询问自己以上列出的所有问题。

（4）在该练习的最后，概要记录你对来访者产生的新的知觉、领悟或问题。

个人观察

博士毕业之后数年，我参加了一个咨询讨论小组，在那个小组中，我明白了仔细倾听的价值。小组由我的朋友兼导师维克多·亚龙带领。有一天，维克多教我们在治疗中保持真诚性的技术。我们就我的一个停滞不前的案例进行了角色扮演，维克多扮演来访者，我自己扮演治疗师。维克多指出，我的声音听起来有些不一样。他问道："你和朋友也是这样说话的吗？"我意识到我无意中采用了一个治疗师的口气——我尽力去共情来访者而非只是真诚地对其进行回应。维克多对我的反馈表示赞同，并且说道："再试一次，这次你用自然的口气回应我，就是你和朋友说话时会用的口气。"

备注

与这组关于同调的另外两个练习一样，该练习主要的挑战是避免自动化。你在每次练习时，尽量从录像中的来访者或你自己那里聆听一些新鲜内容或不同之处。刻意练习只有通过将你自己推到有压力的位置才会产生效果。如果你感到安逸或舒适，你将无法提升自己的技术。

练习4　改善与来访者的同调（3）：你之所感

该练习聚焦于同调的第三个具体成分：你之所感。如同这个系列的另外两个练习一样，该练习聚焦于发展同调技术，此处即第三个具体成分：你——治疗师——的感受。

研究基础

是否与来访者达到同调的一个重要判断方法是与来访者坐在一起时，你自己的内在体验——换句话说，你的共情感受或缺乏共情的感受。对与来访者坐在一起时你自己的内在体验的觉察，又称作**反思性体验**。发展这种觉察对治疗师的重要性，已经是从心理动力学心理治疗到第三浪潮的认知行为模型在内的各种心理治疗模型所达成的共识。

该练习获得大量有关镜像神经元研究的支持。镜像神经元是大脑的一些部分，它们负责将我们与所互动的人们的经验在我们的大脑中镜映或复制出来。镜像神经元已被假设为共情的神经基础。仔细体会我们的内在体验并对这个过程加以练习，我们可以学会更好地理解我们的来访者并与之同调。我们经由自动的镜映过程产生的内在情绪状态使我们形成一个直觉性的"理论"，帮助我们理解和体验另一个人的内在状态。

练习说明

（1）在开始该练习之前，通读下列全部说明。留出至少 30 分钟的时间，在一个不受干扰的私密场所，观看你自己的治疗录像。练习期间，在纸上或电脑上进行记录。

（2）使用练习 2 和练习 3 所用的同一段录像。当你观察和倾听来访者时，尽量不去想你运用的有关心理治疗的技术、理论或模型。相反，尽量将注意力集中于你在观看治疗录像时出现的情绪和生理反应上。例如，你感到紧张还是放松？你感到与自己的情绪分离，还是感到悲伤、愤怒或高兴？你的感受保持稳定还是快速起伏？你还可以思考以下问题。

①在观看治疗录像时，仔细体会自己的内在感受和身体感觉对你而言是容易还是困难？

②你对录像中的来访者在情绪上有什么反应？例如，你感到温暖、反感、亲近、愤怒、厌恶，还是害怕？

③当你尽量与来访者保持同调时，你觉得自己是准确地同调了来访者，还是感到与来访者难以联结或找不到来访者？

④你感受到某种情绪拉力，让你觉得自己需要担任来访者关系中的某个角色吗？例如，你感到想要成为一位拯救者、朋友、恋人，或者担任其他任何角色吗？

⑤你留意到任何特别令人不适的情绪或生理感受吗？像焦虑、紧张，或任何其他令人不快的感受。如果有，这些感受是与来访者所要表达的内容有紧密的联系，还是你并不清楚，为什么与来访者坐在一起时你会具有这些体验？练习1可能有助于你进一步探索这个方面。

⑥你现在对来访者有什么问题是之前未曾想过的吗？

（3）在该练习的最后，概要记录你对来访者的新的知觉、领悟或问题。

备注

（1）只有当你聚焦于自己观看录像时所产生的感受，而不是回忆自己在实际治疗会谈时的感受时，这个练习才能达到最佳效果。

（2）尽管该练习与练习1类似，但是还存在一个关键区别。这个练习的目标是留意与录像中的来访者相关的你自己的体验，而练习1的目标则只是留意你的整体体验，该体验可能与来访者完全无关。

（3）与这个系列的另外两个练习一样，这个练习的主要挑战是避免自动化，并让你自己学会新的、更加准确的观察来访者的方法。

练习 5　心理治疗的热身练习

与本书中的其他练习不同，该练习并非致力于发展技术。相反，其目标是在你开始实际工作之前进行心理治疗的热身活动。这是为了让你进入适合进行心理治疗的精神状态，包括你的治疗角色，你运用的心理治疗模型等。这个练习为心理治疗中常用的基本技术进行热身：观察 / 同调、干预以及自我觉察。在一天伊始，在你会见来访者前这样做，即使你很忙也可以进行这个练习。这意味着该练习时间不能过长（15 或 20 分钟）。

研究基础

尽管许多专业领域将热身作为专业训练的一部分，但是除了戏剧治疗，热身理念在心理治疗领域尚未被使用。心理治疗要求我们调整到与日常生活中截然不同的精神状态和关系立场，因此，我们有理由认为，心理治疗可以与其他专业一样，从热身练习中收益（实际上，有人可能会说，心理治疗师实际上也做热身练习，只是在一天的第一节会谈的开始阶段进行）。最近的一项研究为这个练习提供了实证支持。该研究发现，治疗师在会见来访者之前进行短暂的定心（centering）练习，可以达到更好的疗效。

练习说明

（1）在开始该练习之前，通读下列全部说明。留出至少 20 分钟的时间，在一个不受干扰的私密场所，进行练习。不必进行记录。理想的做法是，使用你今天将要会见的来访者的一段录像。

（2）该练习要求使用一个计时器，将时间间距设置为 5 分钟。下列 4 种技术，每种练习 5 分钟，循环进行（例如，你练习 20 分钟，那么你就能把每种技术练习 1 次）。

①**技术1 同调来访者的身体语言**：仔细观察来访者，留意其所有姿势与动作。非常仔细地观察来访者的面部，看看是否能捕捉到一些稍纵即逝的微表情。同样，尽量留意来访者下意识的肢体动作（例如，短暂地握拳或握紧双手）。思考如下几个问题。

——你对来访者的整体印象如何（紧张、放松、退缩、自信等）？

——来访者的肢体语言表达了其与你是哪一种关系（合作、害怕、接纳、支配、被动、热情等）？

②**技术2 同调来访者的口头语言**：仔细倾听来访者。不仅要留意其所说的内容，也要留意其说话的方式。

——来访者的语调、语速以及其中是否有任何变化？

——来访者的话语将你拉近还是推远？

——来访者的言语与其语气相匹配吗？例如，如果来访者说她悲伤，她实际上听起来悲伤吗，或者反而与自己的情绪是隔离的或是愤怒的？

③**技术3 同调你的体验**：尽量将注意力集中于你在观看录像时出现的情绪和生理反应上。例如，你感到紧张还是放松？你感到与自己的情绪隔离，还是悲伤、愤怒或高兴？你的感受保持稳定还是快速起伏？

——你对录像中的来访者在情绪上有什么反应？例如，你感到温暖、反感、亲近、愤怒、厌恶，还是害怕？

——当你尽量与来访者同调时，你觉得你准确地同调了来访者，还是感到与来访者难以联结或找不到来访者？

④**技术4 心理治疗模型**：播放录像，直到你看到自己在会谈中做出了一个干预（当你说了或做了什么时）。然后回答下面这些问题。

——根据你所适用的治疗模型，你的干预被称作什么（例如，"反映来访者的感受""探究来访者的目标"，或"做出一个解释"，等等）？如果你的干预与你所运用的模型不符合，请记录下来。

——根据你所运用的治疗模型，你的干预适当吗？

——如果根据你所运用的治疗模型，你的干预是不恰当的，那么尝试对着录像大声说出恰当的干预。

个人观察

我发现，当我的生活中发生一些对我自己的心理有影响的事情时（例如，我自己生病，与家人争吵，度假回来，等等），这个练习便尤其有帮助。做这个练习时，我尽量关注让自己受困扰的案例，以及当天将要会见的来访者。

备注

（1）该练习的最初几次可能有些困难。要点不在于让它完美，而是让你的大脑进入关注上述所有这些不同方面的节奏中。

（2）不必做得太多，做到热身的程序即可。

（3）处于高级培训阶段的学生可以把每种技术的练习时间缩短到 4 分钟，或者每种技能热身 1 分钟。

练习 6　培养心理治疗的耐受力

该练习的目标是培养你在 50 分钟的会谈时间里保持与来访者同调并投入会谈的能力。任何人都能坐在椅子上与他人聊 50 分钟，但是心理治疗所包含的远不止于此，它要求治疗师在情绪和理智上投入更多。该练习能培养你的耐受力和能力，从而使你能在 50 分钟的时间里使用心理治疗中三个宽泛领域的主要技术。

- 保持与来访者的情绪同调和情绪上的投入。

- 对自己的内在体验及其可能如何影响治疗保持觉察。

- 增加对自己所运用的心理治疗模型的觉察。

- 由于培养耐受力需要你处于一个紧张的状态，故而充足的时间对该练习而言必不可少：至少比你通常的心理治疗会谈时间要多 10 分钟。例如，如果你的会谈通常为 50 分钟，则做该练习应当用 60 分钟。时间越长越好，直到你无法承受这种压力为止。

研究基础

刻意练习通过在压力状态下最大限度地挖掘你的潜力，帮助你培养自己的同调和情绪投入的能力。这种在压力下进行练习的方式激活一个撕裂-重建的新陈代谢过程：

> 当人体处于异常的压力之下时，DNA 中的一系列处于休眠状态的基因会被表达出来，一些特别的生理过程也会被激活。久而久之，包括脑细胞在内的身体细胞……将重组，以响应增加的身体活动带来的新陈代谢的需要。这些过程包括通过增加向肌肉供血的毛细血管的数量，改变肌肉纤维自身的新陈代谢。这些适应性的变化将促使个体最终完成既定水平的活动，而不必过度使用生理系统。

练习说明

（1）在开始练习之前，通读下列所有说明。尽量在你没有安排治疗会谈的日子进行该练习，否则你可能会感到精疲力竭而影响你的治疗质量。同样，也不要在工作了一整天后进行练习，因为此时你已经精疲力竭了。在一个不受干扰的私密场所进行该练习，练习时间至少比你通常的治疗会谈时间长 10 分钟。

（2）该练习需要使用一个计时器，将时间间距设置为 5 分钟。下列 4 种技术每次一共练习 5 分钟（即每个技术一次大约 1 分 15 秒），循环进行（如你练习 60 分钟，那么你就能把每种技术练习 12 次。）

（3）你将不可避免地在一个或多个技术（也可能是所有技术）的练习期间失去焦点。当你失去焦点时，记录你正在练习的技术，以及那时来访者正在做什么。这可能由许多原因造成：疲劳、对录像中的来访者的情绪性或回避性的反应，或者其他的内在过程。

①**技术 1　同调来访者的肢体语言**：仔细观察来访者，留意其身体姿势及其做出的任何动作。尽量非常仔细地观察来访者的面部，看看是否能捕捉到其任何稍纵即逝的微表情。同样尽量留意来访者做出的任何下意识的身体动作，如短暂地握拳或握紧双手。思考以下一些问题。

——你对来访者的整体印象如何（紧张、放松、退缩、自信等）？

——来访者的肢体语言表达了其与你哪一种关系（合作、害怕、接纳、支配、被动、热情等）？

②**技术 2　同调来访者的语言**：仔细倾听来访者，不仅要留意其所说的内容，也要留意其说话的方式。

——来访者的语调、语速以及其中是否有任何变化？

——来访者的话语将你拉近还是推远？

——来访者的言语与其语气相匹配吗？例如，如果来访者说她悲伤，她实际上听起来悲伤吗，或者反而与自己的情绪是隔离的或是愤怒的？

③**技术 3　同调你的体验**：尽量将注意力集中于你在观看录像时出现的情绪和生理反应上。例如，你感到紧张还是放松？你感到与自己的情绪隔离，还是悲伤、愤怒或高兴？你的感受保持稳定还是快速起伏？

——你对录像中的来访者在情绪上有什么反应？例如，你感到温暖、反感、亲近、愤怒、厌恶，还是害怕？

——当你尽量与来访者同调时，你觉得你准确地同调了来访者，还是感到与来访者难以联结或找不到来访者？

④**技术4　心理治疗模型**：播放录像，直到你看到自己在会谈中做出了一个干预。然后回答下面这些问题。

——根据你所运用的治疗模型，你的干预被称作什么（例如，"反映来访者的感受""探究来访者的目标"，或"做出一个解释"，等等）？如果你的干预与你所运用的心理治疗模型不符合，请记录下来。

——根据你所运用的治疗模型，你的干预适当吗？

——如果根据你所运用的治疗模型，你的干预是不恰当的，那么尝试对着录像大声说出恰当的干预。

（4）练习完成后，回顾你的记录，看看你在练习中失去焦点的地方是否有一些共同的地方，是否存在某种模式。

个人观察

根据我所运用的治疗模型（ISTDP），我需要为新的来访者提供3小时的初始访谈。第一次想到这种做法，我吓坏了！然而，我在实践中培养了自己的耐受力，使自己可以很好地利用这3个小时的时间。现在感到3小时的初始访谈是件奢华的事情。因为我们可以在这个时间里快马加鞭，立刻就完成很多事情，而这将使来访者对于和我一起工作感到更有信心、更乐观。

备注

（1）该练习非常具有挑战性。在练习的过程中失去焦点，感觉不知道自己在做什么是很常见的。有时候，仅仅觉察自己是否走神了本身就很困难。

但感到困难是一个好的信号，因为这意味着你正在挑战自己的潜力。

（2）与本书中的所有练习一样，该练习的目标是逐渐培养你的觉察力及其他能力。当你注意到自己在练习中失去焦点的时候，尽量不要批评自己。当走神的情况出现得比你所预期的更多时，也不要吃惊。

（3）尽量坚持 60 分钟，即便你很多时候不知道自己在做什么。

（4）该练习可能与实际面对一位活生生的来访者时与其保持同调大不相同。它实际上更加困难，因为你面前并没有坐着一位活生生的来访者。但这个额外的挑战将会提升你的耐受力。

特定模型的刻意练习

在前一章中，我们回顾了培养基本心理治疗技术的练习。这些基本技术对于有效的心理治疗是必要的。但是，它们往往并不充分。我自己几年前的一个案例，让我痛苦而清晰地意识到了这一点。

来访者是一对女同性恋伴侣，正试图修复她们的婚姻。她们其中的一位是退伍军人，具有抑郁症状，另一位则频繁出现惊恐发作。在过去一年中，她们的争吵越来越频繁，最近这种争吵已经升级到互相叫嚷，那位有焦虑症状的来访者开始把家庭用品往墙上扔。她们前来进行婚姻咨询是希望学习更好的沟通技术，并且也担心这种争吵会给她们的十几岁的女儿造成不良影响。

治疗刚开始看上去很顺利，双方都渴望获得帮助。她们对自己的问题都持开放的态度，并且每个人都渴望发现自己在争吵中的责任。我也迅速与两个人建立起了联结。治疗的目标在于帮助她们观察和理解她们的关系中的动力。具体而言，我们聚焦于她们每个人在争论中的情绪和行为反应是如何复杂地交织在一起并彼此影响的。但这些争论也时常发生在我们的治疗会谈期间。

治疗最初似乎有作用。两位来访者每次离开会谈时，都对造成她们的问题的内在情绪互动过程获得新的洞察。退伍老兵学习到，她要停止说话并退出争吵，以确保配偶不受其愤怒的影响，因为后者将其愤怒视作具有危险性。其配偶则学习到，自己的焦虑是由内疚感的大幅飙升所引发的，当她的焦虑跨过一个临界值后，她就会行为失控，进而扔东西。两位来访者都承认，她们在争吵期间和之后，害怕表达对彼此的爱与渴望，而这妨碍了她们修复她们的关系并重新建立情感上的连接。在第一次会谈时，她们就表达了对治疗能帮助到她们持乐观的态度。"你能理解到我们。"她们告诉我。

然而，继续下去就出现了危险信号。尽管她们不断获得洞察和希望，但是她们每周都说她们的争吵进入了更糟糕的状态。我每周从她们那里收集到的常规疗效方面的数据都显示，两个人都有恶化的危险。

我对这对伴侣的治疗方法基于我学习过的两种伴侣治疗模型：情绪聚焦疗法和伴侣治疗的心理生物学方法。这两种模型均能有效帮助伴侣。不过，我关于这些模型的经验仅限于阅读教科书以及参加几个在周末举行的工作坊。对这两个治疗模型，我都没有接受过持续的督导，我也没有将我与伴侣工作的录像呈现给专家以获得反馈，更没有练习每种模型的具体技术。因此，尽管我对这些模型拥有足够的知识，但是对这些模型的技术的实际运用能力却非常有限，尤其是在具有挑战性的、高情绪唤起的情境下。我知道"开局法"，也就是如何开始治疗，这非常简单。但是当来访者的感受和焦虑被激活，事情迅速变得复杂起来时，我对治疗模型的有限的理解无法使我们的治疗按照这个模型进行下去。此时我转而返回个体治疗模型。于是，我在两位来访者之间来回切换，就像我在为两个人做个体治疗，而不是治疗一对伴侣一样。

这种模式每周重复：我在开始会谈时使用伴侣治疗模型，但是当这对伴侣开始争论时，我就会迷失方向，转而开始给每一方做个体治疗。这对伴侣每周都告诉我治疗对她们有帮助，而同时她们的症状却变得更加糟糕。这种恶化也得到了常规疗效监测数据的证实。六次会谈之后，我们开始讨论她们更加糟糕的症状以及将她们转介给另一位治疗师的选择。但两位来访者都想继续与我工作。"你如此理解我们，"她们说道，"我们在这里学到了这么多。我们只是必须在回家后更加努力。"

　　我们最终在第 10 次会谈左右跨过了界线。退伍老兵自己一个人来接受治疗。她说配偶已经在住院接受治疗，原因是在一次争吵之后她试图自杀。她们的女儿与一对祖父母待在一起，后者一直努力让女孩搬离这个家。

　　下一周，当那位配偶出院后，我与两位来访者一起会面，解释我要将她们转介给我的一位擅长帮助有严重冲突的伴侣的同行。但她们拒绝转介。"但是你能理解我们！"她们俩都这么说。当她们离开时，我们三个人都感到失望。尽管我拥有足够的基本技能以同调每一位个体来访者，但是我并不具备专门技术来帮助作为伴侣的她们。

　　音乐家必须知道的，远不止于如何保持音准，他还需要近乎完美地了解每个音乐片段的细节。篮球运动员必须知道的，远不止于如何运球和投篮，她还需要学会在具有挑战性的比赛中打球。治疗师必须知道的，远不止于基本的促进人际关系的技术，我们还需要学会应对特定临床情境的专门技术。

　　基本的促进人际关系的技术与特定的心理治疗模型之间的微妙平衡被称为**适宜反应**。哈彻（Hatcher）对此界定如下：

> 　　在会谈中，治疗师根据对来访者的情绪状态、需要和目标的感知，做出灵活而机敏的判断，为了追求来访者的最佳成效，整合基本治疗模型的技术和其他的人际技巧，以此达到最佳的来访者的疗效。适宜反应包括知道做些什么以及何时做这些事。

本章介绍我用于磨炼基于特定模型的心理治疗技术的练习。本章的练习有：

练习 7　心理治疗师的行动和所运用的模型的评估

练习 8　研究专家级治疗师的治疗录像

练习 9　特定模型的心理治疗技术的练习

练习 7　心理治疗师的行动和所运用的模型的评估

该练习的目标为以下三点：（1）评估你对自己在与来访者会谈中的行动的**觉察**与**控制**；（2）评估你对自己所运用的心理治疗模型的**固守程度**；（3）评估自己所运用的心理治疗模型对来访者的**有效性**与**契合度**。

该练习帮助你形成对自己在会谈中所做之事更为缜密的控制。这并不意味着自发的灵活性不可取。相反，灵活、真诚和根据情境进行调整实际上对心理治疗而言非常重要。不过，在整个治疗会谈期间仅仅只是"即兴表演"是没有帮助的。如同演奏爵士乐一样，在治疗中做到自发性与刻意控制的平衡时，治疗效果最佳。你越能形成对自己的行动的觉察与控制，你就越能够有意识地决定何时让自己自然而然，又何时让自己刻意固守某个模型。

如果是在错误的时间或以不当的方式呈现，即便看上去不可能失败的行动，诸如表达共情或积极关注，也可能被某些来访者体验为是侵入性的、不可信的或不适当的。卡茨丁（Kazdin）写道："最佳的患者照护来自确保提供最佳的服务。"因此，对治疗师来说，对其在会谈中的行为进行觉察与控制很重要。

该练习也将深化你对自己所运用的治疗模型的理解，包括你对模型的固守程度，以及该模型对每一位特定患者的效果如何。这被称作对你所运用的治疗模型的"元知识"或者"元胜任力"。

因为该练习要求练习者具有某个模型的更高水平的知识，所以它只适合于那些已经理解其所运用的治疗模型并对模型拥有一些运用经验的治疗师或处于高级培训阶段的学生进行独立练习时使用。不过，如果有教练陪伴，初学者也可以使用该练习，这也是进一步了解一种心理治疗模型的好方法。

研究基础

该练习基于大量的研究，这些研究表明，心理治疗应该为每位治疗师和来访者量身定制。研究显示，不管使用哪种心理治疗模型，治疗师的许多行动都可能是有益或有害的，这取决于它们被如何使用及何时使用。例如，治疗师在心理治疗中使用自我暴露与解释时，应该小心谨慎，考虑周全。

练习说明

（1）在开始该练习之前，通读下列全部说明。留出至少30分钟的时间，在一个不受干扰的私密场所，观看你自己进行治疗的录像。练习期间，在纸上或电脑上进行记录。

（2）播放录像。当你看到自己在会谈中说了或做了一些什么之后暂停录像（这应该不用等很久就会出现）。暂停时，针对下面领域的内容做以下的记录。

①领域1：评估你对自己与来访者会谈时的行动的**觉察与控制**。

——你能理解自己做的事以及自己为何这么做吗？或者你并不确定？请记录下来。

——尽量通过录像确定你是刻意或自发地在进行干预。换句话说，你事先考虑并计划好了何时采取行动，还是偶然或一时冲动？

②领域2：评估你对自己所运用的心理治疗模型的**固守程度**。

——根据你所运用的治疗模型，你的干预被称作什么？例如，"反映来访者的'感受'""探究来访者的目标"，或"做出解释"，等等。如果你的行动并不符合该模型，请记录下来。

——根据你所运用的治疗模型，你的干预恰当吗？

——如果根据你所运用的治疗模型，你的干预是不恰当的，请尝试面对录像大声说出恰当的干预。

③领域 3：评估你所运用的治疗模型对来访者的**有效性**与**契合度**。

　　——来访者对你的干预的反应是什么？

　　——该干预看上去对来访者是否有帮助，或者你对此并不清楚，而且这种不清楚常常出现在与来访者直接接触的此时此刻的进程中？

　　——来访者看上去理解你为什么使用该干预吗？

　　——来访者看上去感觉该干预对于实现其目标是有帮助的吗？

　　——你在使用该干预时的舒适度如何？当时感觉使用这种干预是正确的还是勉强的？

　　——你认为不论模型如何，该干预在当时都是正确的吗？

（3）完成之后，回顾你观看录像时的记录。看看你是否能确定某种模式。例如，你的冲动性行动与深思熟虑的行动的比例如何？来访者的反应中存在某些趋势吗？

个人观察

　　我在学习心理治疗过程中遇到的最艰苦的挑战之一，就是既持有对我所运用的治疗模型的自信，同时又保持开放性和灵活性，审视该模型对每位个体来访者而言有失准确或付之阙如之处。一方面，使用我所运用的治疗模型让我的许多来访者在生命的过程中经历了突破与蜕变。另一方面，我作为一名治疗师所犯的最糟糕的错误，那些让我在回顾时畏缩不已的会谈，都发生在我优先考虑对我所运用的治疗模型的固守之时，而非同调我的来访者之时〔施瓦茨（Schwartz）、蔡斯（Chase）与布兰斯福德（Bransford）称之为"过分热诚的迁移"〕。

　　我认为这些挑战来自对心理治疗如何发挥作用的一个根本误解：即认为治疗发生作用是由于自己对来访者所做的某些事情（自己的努力和责任），而不是来访者所做的事情（她的努力和责任）。在我接受训练的早期，一位特别善于观察的来访者帮助我理解了这个问题，当时她对我说："托尼，你做得很好。放松些！"

备注

（1）尽管绝大多数临床训练都在于训练治疗师掌握心理治疗模型，而且我们在应用这些模型方面做了巨大的努力，但是心理治疗研究尚未发现特定模型的技术（被称为"特定成分"）与来访者的治疗结果之间具有强关联。记住这一点很重要，因为这对心理治疗师来说令人深思，因此值得重申：尽管我们知道治疗总体上来说对一半左右的来访者有作用，但是我们并不知道其中的原因。在我们了解的所有那些花样繁多的治疗技术中，包括认知交织、诠释、重构、暴露与反应预防、苏格拉底式对话、双椅子技术、思想日记、系统脱敏等，没有一个技术被研究证明是成功治疗的基本要素。此外，也没有如何以及为何产生作用的实证解释。因此，作为治疗师，我们必须一方面对自己所运用的治疗模型保持自信，另一方面，鉴于我们对心理治疗方面的知识的局限性，我们也需要对自己所运用的治疗模型持谦逊的态度，并且在两者间保持平衡。

（2）该练习为那些已经理解其所运用的治疗模型并对该模型拥有一些实际运用经验的治疗师或处于高级培训阶段的学生而设计。但是，如果有教练陪伴，初学者也可以使用该练习。与教练一起练习，可以是更进一步了解这种心理治疗模型的好方法。

（3）学习一种新的心理治疗模型时，总会出现一些笨拙不灵活甚至尴尬不安的情况。这并不一定是一件坏事。不过，如果这种笨拙与不安感持续很长时间，那也许你需要尝试使用另一种不同的治疗模型。

练习 8 研究专家级治疗师的治疗录像

许多领域的专业工作者通过研究大师的工作进行训练。例如，国际象棋的学生研究象棋大师比赛棋谱中的每一步行棋。该练习是关于我如何研究专家级治疗师的会谈。按照刻意练习的原则（参见第 9 章），该练习强调通过行为演练进行主动学习。具体而言，我并非仅仅停留在观看专家的治疗会谈的录像上，而是积极主动地投入逐句练习。

研究基础

该练习基于大量研究，这些研究表明，积极主动的投入对习得技能具有增强作用。

练习说明

（1）在开始该练习之前，通读下列全部说明。留出至少 30 分钟的时间，在一个不受干扰的私密场所观看录像。练习期间，在纸上或电脑上进行记录。

（2）选择一位专家级治疗师的会谈录像，该治疗师运用的治疗模型正是你准备尝试学习的模型。专家级治疗师的会谈录像可以购买或租借。有的网站拥有大型的视频库，可以在线浏览。替代的选择是，向你的督导或教练索要他们的录像供你学习之用。

（3）播放录像。当看到来访者说了或做了什么之后暂停录像。暂停时，请记录，如果你是治疗师，接下来你会做什么。思考以下这些问题。

① 你此时会说什么，做什么或者不做什么？保持沉默也是选择之一。

② 你说什么、做什么或不做什么的理论基础是什么？

③ 你的行动是否基于你所运用的心理治疗模型？

（4）播放录像。留意专家级治疗师做了什么，然后再次暂停录像。回答以下这些问题。

① 专家的行动与你的行动有什么相同或相异之处？

② 你理解他们的做法和他们这样做的原因吗？

（5）完成之后，回顾你观看录像时的记录。看看在你做或不做什么方面是否存在一些规律或模式。列一个问题清单，询问你的督导或教练。

练习9　特定模型的心理治疗技术的练习

理论上说，在不久的将来，每种心理治疗模型都将汇总发布针对其模型的刻意练习，这类似于那些关于如何练习不同乐器或不同运动项目的图书。不同心理治疗模型的具体技术的实例如下：

- 认知行为疗法：对某个干预方案的说明，在该方案与收集到的临床信息之间建立联系；
- 动力学心理治疗：做出诠释，鉴别移情或反移情；
- 来访者中心治疗：积极倾听、表达一致性；
- 情绪聚焦疗法：体验式聚焦，双椅子对话；
- 动机访谈：参与、聚焦、计划。

但是，在那一天到来之前，必须先由每个教练发展出特定心理治疗模型所使用的训练项目。针对上述五个方面技术的刻意练习的训练可以有无限多个。以下是特定模型训练项目的三个示例。我鼓励你尝试创造你自己的训练项目。

➢ 示例 1：认知行为疗法

步骤 1：通过录像观看自己的治疗工作。由治疗师和教练共同确定一个停滞不前的案例。确定案例时，可以综合运用临床判断、常规疗效监测数据以及来访者的口头报告。治疗师选择最近一次会谈的录像。

步骤 2：获得教练或顾问的专家反馈。教练识别会谈中的一个沟通问题。例如，就哪些问题是无法改变的情况，哪些问题是源于来访者的认知扭曲，治疗师与来访者经常产生分歧。当他们意见不一时，治疗师开始长篇大论，而来访者则变得防御起来。这会导致他们的工作联盟出现裂缝，并且逐步使来访者的进展陷入停顿。

步骤 3：设定刚刚超出治疗师的能力的微小递增性学习目标。教练介绍一些新的技术，以帮助治疗师更深入地探索来访者的现实境遇及其认知观念。教练始终保持将较短的时间用于讲授，以便留下更多的时间用于模拟行为演练。

步骤 4：对具体技术反复进行行为演练。教练先扮演治疗师演示该技术。然后他们互换角色，教练扮演来访者而治疗师练习使用该新技术。教练持续30 分钟扮演来访者，并且不断增加对话的挑战性，直至治疗师表示自己已经掌握了这一新技术为止。在整个督导过程中，教练需要尽可能将时间用于受督导者的行为演练，而非讲授技术。在一小时的末尾，教练为治疗师布置下列家庭作业：

> 用一个小时的时间，再看一次与来访者会谈的这个录像。每次当来访者或你变得防御时，暂停录像。然后对着录像说出你新学习的干预方式。在整个观看录像的过程中不断重复。这样，你在下次会见来访者时会准备得更加充分。

步骤 5：通过持续评估来访者的治疗结果来评估治疗师的表现。下一次督导会谈时，教练与治疗师回顾督导后治疗师与来访者再次会谈的录像，同时结合来访者的常规疗效监测数据进行评估。他们可以使用三种不同的资料来源对先前训练的结果进行评估：常规疗效监测数据、教练的临床判断以及治疗师的临床判断。基于该评估，他们重新开始步骤 1 的过程。

> 示例 2：情绪聚焦疗法

步骤 1：通过录像观看你自己的治疗工作。 治疗师和教练确定一个停滞不前的案例。确定案例时，可以综合运用临床判断、常规疗效监测数据及来访者的口头报告。治疗师选择最近一次会谈的录像。

步骤 2：获得教练或顾问的专家反馈。 教练识别出治疗师的一个技术缺陷。例如，当来访者表达悲伤时，治疗师并没有确认或反映出来访者的这种感受，反而试图说服其保持更积极的态度。

步骤 3：设定刚刚超出治疗师能力的微小递增性学习目标。 教练介绍一些新的技术，以帮助治疗师反映和探索来访者的感受。教练始终保持将较短的时间用于讲授，以便留下更多的时间用于模拟行为演练。

步骤 4：对具体技术反复进行行为演练。 教练先扮演治疗师演示该技术。然后他们互换角色，教练扮演来访者而治疗师练习使用该新技术。教练持续30 分钟扮演来访者，不断增加对话的挑战性，直至治疗师表示自己已经掌握了这一新技术为止。在整个督导过程中，教练需要尽可能将时间用于受督导者的行为演练，而非讲授技术。在一小时的末尾，教练为治疗师布置下列家庭作业：

用一个小时的时间，再看一次与来访者会谈的这个录像。每次当来访者表现出某种感受时，暂停录像。然后对着录像练习你新学习的技术。在整个观看录像的过程中不断重复。这样，你在下次会见来访者时会准备得更加充分。

步骤 5：通过持续评估来访者的治疗结果来评估治疗师的表现。下一次督导会谈时，教练与治疗师回顾督导后治疗师与来访者再次会谈的录像，同时结合来访者的常规疗效监测数据进行评估。他们可以使用至少三种不同的资料来源对先前训练的结果进行评估（参见第 9 章）。基于该评估，他们重新开始步骤 1 的过程。

➤ 示例 3：短程动力学心理治疗

步骤 1：通过录像观看你自己的治疗工作。治疗师和教练确定一个停滞不前的案例。确定案例时，可以综合运用临床判断、常规疗效监测数据以及来访者的口头报告。治疗师选择最近一次会谈的录像。

步骤 2：获得教练或顾问的专家反馈。教练识别出一个问题。例如，来访者尚未陈述一个清晰而具体的治疗目标，因此治疗漫无目的，徒劳无益。

步骤 3：设定刚刚超出治疗师能力的微小递增性学习目标。教练介绍一些新的技术，以帮助治疗师与来访者确定清晰具体的目标。教练始终保持将较短的时间用于讲授，以便留下更多的时间用于模拟行为演练。

步骤 4：对具体技术反复进行行为演练。教练先扮演治疗师演示该技术。然后他们互换角色，教练扮演来访者而治疗师练习使用该新技术。教练持续30 分钟扮演来访者，不断增加对话的挑战性，直至治疗师表示自己已经掌握了这一新技术为止。在整个督导过程中，教练需要尽可能将时间用于受督导者的行为演练，而非讲授技术。在一小时的末尾，教练为治疗师布置下列家庭作业：

用一个小时的时间观看更早的与来访者会谈的录像。留意来访者对其治疗目标意向不明或模棱两可的时刻。在那一刻暂停录像。然后，使用你新学习的技术，练习询问来访者其具体的治疗目标。

使用几个不同的会谈录像重复这个过程。这样你在下次会见来访者时会准备得更加充分。

步骤5：通过持续评估来访者的治疗结果来评估治疗师的表现。下一次督导会谈时，教练与治疗师回顾督导后治疗师与来访者再次会谈的录像，同时结合来访者的常规疗效监测数据进行评估。他们可以使用至少三种不同的资料来源对先前训练的结果进行评估。基于该评估，他们重新开始步骤1的过程。

Sustaining Deliberate Practice

Part IV

第四部分

持续进行刻意练习

走向真正优异的表现的道路不是为心存畏惧、没有耐心的人所铺设的。培养名副其实的专业特长需要奋斗、牺牲、诚实，以及痛苦的自我评估。

我所带领的治疗师刻意练习小组中的治疗师处于职业生涯的各个阶段。我从这些小组的所有参与者那里听到的一个最普遍的评论是，刻意练习异常艰苦。

从新手学员到具有数十年经验并完全私人执业的心理治疗师，每个人都同意，单独刻意练习即使不是一天中最具挑战性和不遗余力的活动，也至少是其中之一。

为何艰苦？有以下几个原因：

- 刻意练习需要花费大量的时间和精力；
- 刻意练习（为寻求专家反馈）需要耗费金钱；
- 刻意练习具有情绪上的挑战性，因为它聚焦于让你不舒服的学习边缘，聚焦于你的临床困难和失败——那"其余的 50%"的个案；
- 心理健康方面的刻意练习一般得不到来自他人的鼓励、认可、承认、回报或补偿。

这就使我们面临一个问题：我们如何才能帮助心理治疗师持续不断地进行刻意练习？

在后面的章节中，我们将回顾那些鼓励和使刻意练习持续进行下去的研究和建议。这些章节包括：

- 内心游戏：自我调节、坚韧与和谐的热情；
- 给受督导者的建议：找到自己的通往专业特长的道路；
- 给督导师的建议：如何将刻意练习整合进督导工作中；
- 给处于职业生涯中晚期的治疗师的建议：终身学习。

内心游戏：自我调节、坚韧与和谐的热情

世界上没有什么能取代坚毅。才华不能，因为世上最普遍不过的就是有才华的失败者。天才不能，因为一无所获的天才几乎成了一条谚语。教育也不能，因为世上到处都有受过教育的弃儿。只有坚持不懈与不屈的决心才是无所不能的。

——卡尔文·柯立芝（Calvin Coolidge）

上午 10 点，我坐在办公桌前。按照日程表显示，这是我计划用于刻意练习的时间。我已准备妥当：与陷于停滞或具有恶化风险的来访者会谈的录像；我的教练布置的训练项目；我在一个很安静的地方，不会被打扰；我倒了一杯滚烫的咖啡。随后各种思绪浮现。

"我怀疑是否要最后一次检查一下电子邮件？"

"我今天很疲惫。也许我应该在开始练习之前先去健身房锻炼，以恢复精力。"

"我现在似乎注意力难以集中，所以难以从练习中受益。"

"我必须确认我送存的那些支票是否已经到账。"

"我也许应该在练习之前写点东西，以确保我能如期完成。"

"妻子 / 女儿 / 朋友今早说的话真让我分心，我现在可能无法练习。"

"我先看几分钟新闻再说。"

"咖啡凉了，我得先加热一下。"

刻意练习是一场战争，而战场就存在于我们的内心之中。一方面是我们的动机、我们对成功的野心以及帮助我们力所不及的那"其余的50%"的来访者的渴望。另一方面是我们的恐惧、懒惰、心神不定、拖延、紧张、厌倦、怀疑——我们人类的弱点。这场战斗被称为**内心游戏**（inner game）。

20世纪之后，心理学家已经认识到在人们能做之事与其实际所做之事间的鸿沟。威廉·詹姆斯指出："通常来说，人们只会运用其实际拥有的力量的一小部分，并且他们可能只在适当的条件下才使用这些力量。"查尔斯·达尔文（Charles Darwin）说道："人们在智力方面相差无几，只是在热诚和努力方面差异显著，我始终认为，这是非常重要的差异。"行为主义心理学创始人约翰·华生（John Watson）说过："比别人更精心地践行……可能是我们现在对任何行业的成功，甚至对天赋的最合理解释。"

100多年来，心理学家竭力理解驱动人类的动机：什么性格与习惯让有些人不屈不挠，而我们大多数人则无法发挥自己的潜力？

20世纪80年代，芝加哥大学心理学家本杰明·布卢姆（Benjamin Bloom）就这个问题展开了一个重要研究。他与其同事找到了众多领域里的120位专家，包括音乐家、科学家、运动员、艺术家等，并调查这些顶尖高手是如何成功地达到专家级水平的。他们发现，天赋或自然而有的能力对达到最高水平的成就来说远远不够。

> "成功"的孩子并非总是那个被认为"最有才能的"孩子。许多父母描述他们的另一个孩子更具有"自然而有的能力"。在大多数父母看来，在某个领域取得高成就的孩子与其兄弟姐妹的不同点在于其工作的意愿和超越他人的渴望。

最近的研究揭示了这个主题。在本章中，我们将回顾三个研究领域：自我调节、坚韧以及和谐的热情[①]。这些研究将有助于我们改善内心游戏（即改善内在运作模式）。

自我调节

　　自我调节方面的研究诞生于心理学家阿尔伯特·班杜拉（Albert Bandura）于 20 世纪 70 年代在斯坦福大学进行的关于自我效能的开创性工作。在研究人们如何克服恐惧症时，班杜拉注意到，与那些未能战胜恐惧症的人们相比，那些成功战胜恐惧症的人对自己具有不一样的思想、态度和信念。最突出的一点是，克服了恐惧症的人们拥有对自己更好的**期待**。他们相信自己拥有获得成功的能力或潜力。

　　此后数十年，心理学家在该领域进行了深入探讨，并且发现了支撑和促进自我效能的众多心理过程。这些心理过程综合起来被称作**自我调节**，即自我生成的思想、感受以及行动，它们被有计划地、策略性地调节整合在一起，以实现个体的目标。

　　简单地说，自我调节是成功者用于赢得内心游戏的一组策略。心理学家已经确认了三种主要的自我调节变量。

　　（1）**个人自我调节**。这些是我们拥有的关于我们自己的思想、态度及信念。例如，我们的自信，对自己所犯错误的自我接纳，以及当学习一种很难的技术时对自己的耐心。

　　（2）**环境自我调节**。这些是我们如何调节环境以帮助我们实现自己的目标。例如，改变办公室温度或者播放柔和的背景音乐。

---

① 请注意，内心游戏并不是从事刻意练习过程中的唯一挑战。情境的、社会的及文化方面的因素都可能促进或阻碍成就的获得，包括缺乏时间、金钱，需照顾孩子等。我将在第 16 章中进一步阐述这些因素。

（3）**行为自我调节**。这些是对我们的行为做出的调节，以提高我们的表现。例如，不在练习时间检查电子邮件或登录 Twitter。

这三种形式的自我调节能产生积极或消极的反馈回路，或支持或干扰事情的进展。

改善我们的自我效能的方法之一，是更好地理解并控制我们的自我调节。尤其是，研究者发现如下这些方法是有帮助的：

（1）使用积极的自我对话以及成功的意象；

（2）使用时间管理（如确定一天中的最佳练习时间）；

（3）积极管理自己所在的环境（如只在你不受打扰的场所进行练习）；

（4）对自己的练习实施自我监控（如撰写刻意练习日志，参见第 9 章）；

（5）将自己的成功或失败归因于自己的练习而非自己的个人特质或运气；

（6）致力于提升自己的练习质量而非数量；

（7）不断评估和改变练习策略，处理新的生活挑战（如孩子的出生或新的工作）。

另一个自我调节成分是有效的目标设定。研究者发现：

（1）专家设定的目标更具体，而业余人士设定的目标则倾向于更简略。

（2）专家的目标既包括过程又包括结果（例如，"我的目标是更聪明地进行练习并因此做得更好"），而业余人士的目标仅仅聚焦于结果（例如，"我的目标是做得更好"）。

（3）专家通过策略性规划来实现其目标，而业余人士则主要通过努力来达成其目标。

（4）专家设定的目标是现实的，而业余人士设定的目标则常常过高或过低。

坚韧

内心游戏最近得到了积极心理学领域的心理学家们越来越多的关注。积极心理学诞生于 20 世纪与 21 世纪之交，是相对新颖的心理学领域，它转变了传统上心理学研究的焦点（病理学、疾病及症状），转而运用科学的方法研究那些导向成就、满足感以及幸福的优势因素。

积极心理学领域的研究者安杰拉·达克沃思（Angela Duckworth）及其同事回顾了百年来关于成就的心理学研究，以及更新近的研究成果，试图寻找一些值得注意的可以独立预测成功的显著的特质或性格。在他们的回顾中，他们发现有一个特别的因素对于成功具有独特的重要性：坚韧。他们将坚韧定义为：追求长期目标的毅力与热情。坚韧意味着奋力面对挑战，即使多年面对前进过程中的失败、逆境和停滞而依旧毫不气馁，始终保持不懈的努力和投入精力的兴趣。

坚韧不同于传统上被认为是成功因素的其他特质。尽管智力、努力工作、认真负责及自我控制足以赢得一场战斗，但是坚韧对赢得一场战争则必不可少。坚韧事关长期的坚持不懈和专心致志，也被称为"坚持到底"。达克沃思指出："坚韧的人达到成就的方式如同跑马拉松一样，其优势是耐力。感到失望或厌倦对其他人来说标志着变轨或止损的时刻已到，而坚韧的人则会坚持到底。"

达克沃思的研究生及同事劳伦·埃斯克里斯 - 温克勒（Lauren Eskreis-Winkler）进行了该领域的一项更大的研究，他们的研究发现了强有力的证据，表明在各种各样的努力中，坚韧都与成功联系在一起："更具坚韧性的士兵更有可能完成陆军特种作战部队的选拔科目，更具坚韧性的销售人员更有可能保住工作，更具坚韧性的学生更有可能从高中毕业，更具坚韧性的男人更有可能维持婚姻。"

培养坚韧的品质

发现坚韧的重要性之后，下一步就是研究它是否可以被培养。换言之，我们是否能够帮助学生发展出这种坚持不懈和专心致志的能力？

为探究这个问题，埃斯克里斯 - 温克勒及其同事进行了一系列研究，测试"非专家"是否能被鼓励投入持续的刻意练习之中。在一项研究中，研究者让中学生和大学生在计算机上回答难度递增的数学问题。这些学生被分成两组。第一组被告知只是解题。另一组学生则被施与一系列干预，强调刻意练习的必要性和益处。例如，学生们被告知的话有："如果你在练习时遭遇挫折或困惑……它可能意味着你正在针对自己的弱项在进行改善。""当你在练习时事事顺遂，你也许感觉良好，但是它可能是个信号，表明你没有挑战自己。""许多人认为天赋就是一切……实际上科学证据表明，刻意练习对于改善表现和达到成功极其重要。"为了强调分心的可能性，在研究期间，所有学生都被允许在其计算机上自由使用社交媒体。

研究结果很清楚：那些被鼓励进行刻意练习的学生既改善了对刻意练习的态度，又取得了更好的学业成绩。显而易见，以增进刻意练习动机为目标的干预对这个结果起了关键作用。如果仅仅告诉学生刻意练习的原则而没有对其进行刻意练习的动机加以鼓励（即对与自己相关的结果的期待以及这些结果的价值），那么他们的刻意练习的行为或成绩就不会得到提高。

和谐的热情

因此本章的要旨是"没有付出，就没有收获"。我不得不承认，对于许多读者来说，这点也许不那么让人感到振奋。讨论了这么多内心的矛盾、像战斗一样的内心游戏以及克服这些矛盾并赢得这场游戏所需要的自我调节和坚韧之后，我们不由得会问自己这样一个问题："如果坚持做让自己充满热情的事情感到痛苦，为何还要坚持？"

简短的回答是："你不应该再坚持了……至少，如果没有感到痛苦，那就不应该再坚持了……"这个发现同样源自积极心理学领域。加拿大积极心理学研究者罗伯特·瓦勒朗（Robert Vallerand）研究了人们与其所从事的工作的关系，以及他们对其工作是否充满热情的体验。通过对来自许多领域的业余爱好者与专家的一系列研究，瓦勒朗及其同事发现，人们具有两大类热情：和谐的热情与强迫性的热情。他们也被称作**热情的二元模型**。

当你的内心与你所从事的工作保持一致时，当你利用自己的工作而不是让它利用你时，和谐的热情就产生了。瓦勒朗、乌尔福特（Houlfort）及福里斯特（Forest）是这样描述这种情形的：

> 将活动自主地内化到自我同一性与自体概念中……此时个体欣然接受这种活动对其的重要性，而不附带任何条件……这是一种使个体自发投入这个活动的动机力量，并带来一种意志力的感受和对这个活动的热爱。

正如术语本身所蕴含的意义，和谐的热情让人感觉良好。它使人们完全参与到自己热爱的活动中，怀着一种安全的自尊感、灵活性以及一种完全开放的态度，非防御性地、专心致志地体验这个世界。和谐的热情的特征是，人们在必要时可以中断或离开工作，而不会感到内疚或自责。该热情对沮丧感和焦虑感有防范作用，而且能促进心流与满足感的产生。

与之相反，强迫性热情则关注自身。它是指一种感受，即我们感到必须去做一些事，以便维持一个积极的自我意象或者被他人接纳。强迫性热情是源于缺乏足够的自尊，而非投入工作的愿望。你可能已经明白，强迫性热情让人感觉糟糕，好像你必须做一件不得不做的事，却并不会享受其中。在强迫性热情的状态下，起作用的是内在控制过程而非整合性的自我过程，这导致人们在工作时感受到的自尊是脆弱的、带有附加条件的。研究已经表明，强迫性热情可能导致诸如精疲力竭、倦怠、挫败感或陷入穷思竭虑之中，而且，它在改善工作表现方面也没什么效果。

尽管意志力在刻意练习中扮演着重要的角色，但是刻意练习必须以一种热爱和建设性的方式来进行，像充满爱心的父母用于照顾孩子的意志力，而不是严厉的监狱看守如何强迫囚犯顺从的那种意志力。从事刻意练习需要寻求一种精细的内在平衡：一方面，驾驭你的自我调节和坚韧，从而使你能够反复面对自己的失败并磨炼新的技术，而另一方面，就自己的学习过程与自己建立一种富有同情心和爱的关系。

刻意练习必须是一种建设性的，而非惩罚性的学习体验，是某种你想做的事，而非被他人或自己逼迫去做的事。尼森 - 利（Nissen-Lie）及其同事简洁地概括了这一点："作为一个人，你要爱自己；作为一名治疗师，你要怀疑自己。"

给受督导者的建议：找到自己的通往专业特长的道路

这是一本关于在整个职业生涯中如何运用刻意练习来提高自己的临床效果的图书。在本章中，我将讨论一些与早期职业生涯阶段有关的挑战和机遇。本章提供的建议针对的是新手：即那些正在接受研究生训练的治疗师，或那些仍未获得独立执业证照的治疗师，以及那些仍在接受正式督导的治疗师（第15章将给处于职业生涯中晚期的临床治疗师提供建议）。

不过，在介绍这些建议之前，我想先请大家注意我们将刻意练习应用到研究生的训练中时遇到的一个主要问题。其实，如果你是一名研究生，在阅读本书时，你一定已经意识到了这个问题。

为什么刻意练习并非对每个人都有作用

刻意练习需要时间、金钱以及专注度。但问题是我们都知道，在研究生学习期间，这三样东西大家都不充足。

研究生院充斥着你**不得不**去做的任务，就像在某个时刻被朝着20个方向拉扯。在任何一周，你都可能有各种安排，诸如周一有个考试，周二要交一篇论文，周三有个新的来访者，周四要完成一个实习申请，而周五还要提交一个研究设想。

你必须完成这些任务，否则你就会被踢出自己的研究生课程。

由于你**必须**完成这些任务，"你是否**想做**"这个问题很大程度上已经不再重要。上述所有任务都可以在不情愿的服从之下完成。你的成绩基于你完成论文、考试和研究的能力，而非你在完成这些任务时在多大程度上充满由衷的渴望。

因此，研究生们常常会迅速地找出成功完成研究生学业的最佳途径。这也就是被我称为**聪明的服从**的策略：盘算自己必须取悦谁，他们期待看到的是什么，以及如何以最少的时间和精力呈现出其希望看到的信息。

不幸的是，聪明的服从并不适用于刻意练习。

刻意练习完全不同于研究生期间需要做的其他事情：它只有你心甘情愿地用心去做时才会有用。刻意练习要求你有意识地挑战并突破你自己在学习能力上的局限，仅仅做个练习的姿态是没有帮助的。正如埃里克松和普尔所言："仅仅跟随教师或教练的指导是不够的。"

刻意练习只有在你**想鞭策**自己时才会有帮助。温纳（Winner）将其称作"对掌握一门技术的渴望"。在我看来，只有强烈的提高的愿望才是必备的。否则刻意练习便只是浪费自己的时间和精力。

真相是，你并不是**必须**使用刻意练习或提高自己的专业特长。具备治疗师的胜任力对于一个人在心理健康领域拥有成功的职业生涯就足够了。绝大多数治疗师通过研究生期间的学习便已经获得了这种胜任力而不必再进行刻意练习。

出于这个原因，我建议你花点时间思考两件事。第一，你确实想使用刻意练习吗？抛开服从与义务不谈，花点时间自私地考虑一下：你有多渴望获得胜任力之外的技术？你有多渴望专业特长？为了在10年、20年或30年里让自己处于所在的领域的顶尖水平，你愿意付出多少努力？

第二，在你评估了自己是否想使用刻意练习之后，看看自己所处的生活环境，看看你是否**可以**使用刻意练习。你有多少时间、精力和注意力可以用于改善技术？大多数研究生都经历了透支自己的重要时段。家里已经有孩子的研究生在兼顾学业和家庭时常常会发现自己捉襟见肘。如果这也是你面临的情况，就考虑让自己的刻意练习实验保持小型化，或者等到你拥有更多的资源时再进行。提醒自己，如果没有资源还不断地告诉自己必须要进行刻意练习，那可能会导致倦怠。所以，当前不妨以胜任力为目标，而把高级的治疗技术的发展放在后面进行。你还有足够的时间发展自己的职业生涯。

但是，如果你确实要选择刻意练习这条路径，那么当你做出这样的选择时，这里有一些建议。

刻意练习需要一位好教练

刻意练习过程需要有效的指导。教练可以给你提供技能发展中的重要指导，而这些仅仅依靠你自己的练习是难以得到的。这些指导包括以下三条。

（1）对你的表现提供反馈：教练会告诉你，你哪里做得对，又在哪里偏离了轨道。

（2）指导技术发展：教练确定刚刚超出你现有能力的技术，并且向你展示如何学习它们。

（3）鼓舞你的士气：教练帮助你赢得**内心游戏**：在你感到艰难的时刻鼓舞你，帮助你渡过在技能发展过程中常出现的和不可避免的失败、挫折以及厌倦。

你可能会问："难道我的督导师不可以充当我的教练这一角色吗？"

是的，帮助你发展技能是你的督导师的工作之一。不过，不幸的是，这不是他们的当务之急。尽管在临床督导与教练之间有相当多的重叠，但它们之间仍存在一个关键的差异：教练的目标是帮助你掌握具体技能，而临床督导师的主要责任则是确保你获得临床**胜任力**。

你的督导师的首要任务

目前存在的一个广泛的共识是，临床督导具有两个宽泛而相互重叠的目标：确保来访者的福祉和帮助受督导者的职业发展。这两个目标当然具有相当大的重叠，即理想状态应该是，帮助你的职业发展应该恰好与改善你的来访者的福祉相辅相成。

不幸的是，事实上临床督导并非如此理想：你的督导师的大量时间和注意力消耗在与胜任力密切相关的一些活动上（例如，检查你的案例记录、治疗的日程安排，等等），而与发展你的临床技能并没有太大关系。

你的督导师必须对你的研究生课程进行一年两次的正式评估。不妨看一下这些评估表上所列的涉及**胜任力**的重要的标准清单，诸如职业礼仪和规范、治疗记录的保存、与同事的友好关系、对督导的开放性、心理治疗的理论知识等。这些标准对于提供具有胜任力的心理卫生服务工作来说是基本的。然而，在督导中致力于完成所有这些工作就意味着给技能的发展留下更少的时间、精力和注意力了。

我最近在心理学训练诊所协会（Association of Psychology Training Clinics）的年会上发表了一次演讲。听众中有大约 100 位来自临床训练场所的主管和督导师。在谈话开端，我询问听众："如果要你们在临床督导的两项责任之间做出选择，一个是确保来访者的福祉，一个是帮助受督导者的专业发展，你们有多少人会选择第一项？"房间里的人全都举起了手。

你的督导师永远不会因为你未能在胜任力之外进一步发展你的技能而被执照授权委员会解雇或惩戒。然而，如果你的来访者情况恶化并且执照授权委员会发现你没有正确完成你的治疗记录、遵循你的治疗计划或者没有正确完成其他记录工作，那你的督导师（或其老板）就可能面临巨大的麻烦了。

在我结束对督导师的负性评价之前，我想在此强调两点：第一，你的督导师无疑非**常想**帮助你发展你的技能（这是大多数督导师选择这份工作的原因）；第二，帮助你提供具有胜任力的服务是走向卓越临床表现的**重要一步**。只是由于这份工作的范围和学生可使用的资源与得到的后勤保障方面超出了你的督导师的控制，所以帮助你发展你的临床胜任力常常不足以让你达到卓越的临床表现。

出于这个原因，如果你确实想使用刻意练习推动自己的技能发展，我建议你寻找一个教练，作为对你的临床督导的补充。

如何选择一位教练

用心选择一位教练[①]！你的教练可能会对你的生活产生深远的影响，无论是职业方面还是个人方面。他们的工作就是刺激你，不仅让你了解自己的盲点、弱点以及焦虑，也让你了解自己对治疗的热情，明白是什么在激发并驱使你孜孜不倦地追求提高自己的技能水平。好的教练体验常常让你感到非常亲密的关系，当然同时也体现出尊重专业边界。对教练而言，达到这样的平衡是困难的，并非每个人都能做到。

不要仅仅因为有些人是专家级治疗师就以为他同时也是一名好的教练，毕竟提供心理治疗与教授心理治疗是两种迥异的技术。许多杰出的治疗师都不擅长提供治疗方面的训练。

如果你正在考虑参加一个刻意练习的训练项目或还在寻找一位刻意练习方面的教练，不妨先观摩一节训练课。下面是一些好的与应存疑的教练特质，供你在观摩训练课时对照和参考。

[①]　"教练"一词指的是任何教授你心理治疗技术的人。其他常用术语包括"顾问""培训者"等。我使用"教练"一词以强调教授技术的重要性。

值得推荐的教练的特点

（1）教练使用你与真实来访者工作的录像来评估你在学习方面遇到的挑战与面临的机遇。

（2）教练在每个受训练者处于其技能学习的临界点时教授技术。

（3）教练使用诸如角色扮演（也称"行为演练"）之类的主动的、体验性的学习方法教授技术。

（4）教练布置的刻意练习作业是为每个学生量身定制的。

（5）教练展示他们自己与真实来访者的工作录像。

（6）教练使用常规疗效监测、质性方法以及来访者的随访数据来评估治疗结果。

（7）教练教授你如何收集来访者的反馈并将其用于他们的教练工作中。例如，使用会谈评估量表。

（8）教练认真地收集来自其受训者的反馈。

（9）教练在训练中创造一种非等级的、合作性的和开放的氛围。

（10）教练对其他心理治疗模型和教师持开放和尊重的态度。

（11）教练有意识地避免与其受训者具有伤害性的双重角色。

（12）教练尽最大的努力，追踪其自身的临床疗效并将数据公之于众（不幸的是这在当下非常罕见，但是希望这将很快成为这个领域的标准）。

应存疑的或有理由担心的教练的特点

（1）教练在其训练中创造出等级性或封闭的氛围。

（2）教练坚持其所运用的心理治疗模型是最好的或者诋毁其他心理治疗模型。

（3）教练建立一个类似邪教的社团（标志之一是要求学生使用专门的术

语指称自己并诋毁其他教师）。

（4）教练为其受训者提供心理治疗。

哪里可以找到好的教练

寻找临床教练的最常见场所如下：

（1）心理治疗培训项目；

（2）会商小组；

（3）个人顾问；

（4）朋辈会商。

心理治疗培训项目

在研究生院之外，最常见的临床训练场所是大多数心理治疗模型的培训项目。例如，有认知行为疗法（CBT）、辩证行为疗法（DBT）、情绪聚焦疗法（EFT）、眼动脱敏与再加工（EMDR）、心理动力学疗法，等等。这些通常被称为"继续教育"项目，因为它们适用于持照治疗师寻求继续教育（尽管你作为一名研究生并不需要继续教育学分，但是这些培训对你而言仍可能非常有价值）。

这些项目为在校研究生提供大幅折扣。如果你从研究生院毕业后将开始私人执业，它们也有利于你建立人际互联和转介基础。

其中一些项目会提供其心理治疗模型的培训证书。要注意的是，获得证书一般只相当于达到了某种心理治疗模型胜任力的基线水平，其本身并不足以改进你的临床技能。相反，真正帮助你改善临床效果的是参加长期的连续培训（见下文）。

会商小组

另一个常见的训练场所是会商小组。通常由一位资深临床治疗师带领，有 3 ～ 8 名学生，这样可以使训练成本更经济。它们也有利于建立人际联络和转介基础。找到一个会商小组的最佳方法是接近一位你尊重的资深临床治疗师，并询问他是否提供或考虑启动一个这样的小组。以我的经验来看，许多资深临床治疗师热衷于传播他们学到的东西，如果你和他们讨论启动一个会商小组，他们的反应通常会非常积极。

个人顾问

或许理想的训练形式是一种长期的一对一的教练关系。这种形式可以为教练提供最多的时间用于回顾学习者的治疗工作，为其提供反馈，教授其技术，并指导其进行刻意练习。这种教练形式的缺点是花费太高：有经验的心理治疗督导师或顾问的价格都不低。出于这个原因，绝大多数学习者采用一个会商小组和较少频率的个人辅导相结合的训练方式。

同伴会商

最经济的训练方法是同伴会商，一群学习者定期聚在一起，观看每个人的录像，提供反馈并练习技术。这种形式的好处是成本低（通常是免费的），可增进同伴情谊，同时能互相打气。其不足之处在于，缺少一位专家级的教练可能会限制其技能的学习。一些同伴会商小组偶尔定期引入专家级的教练来教授其技术。与其他训练形式一样，同伴会商以一种长期的同伴关系进行时，效果最佳，因为如此一来，小组成员了解彼此的优势和需要成长的时机。

以下是其他一些心理治疗培训的建议。

（1）寻求长期的培训并避免短期或零星的培训。最好的训练是长期的训练，因为教练有充分的机会提供指导，而且通过观看你的工作录像可以看到你对来访者的回应是如何随着训练而变化的（例如，每周会面一次，持续至少一年）。这样才能使他们真正了解你的弱点和成长的临界点。零星参加一些周末的强化训练可能趣味横生又振奋人心，但是对习得技能是无效的。它实际上更像心理治疗观光而非货真价实的临床训练。

（2）参加个体或小团体培训。这对获得对自己的表现的个性化反馈是必要的，而这也是刻意练习的一个主要成分。它也使教练可以更好地评估你的学习需要和学习风格。作为一个工作坊的学员或演讲听众的一员，你可能学到了足够的理论，但这无助于你习得技能。

给督导师的建议：如何将刻意练习整合进督导工作中

无论一个人最初的性格（或天赋）如何，除非有一个长期而强化的过程带来恰当的鼓励、培养、教育及训练，否则这个人将不会达到其潜能的极致水平。

——布鲁姆（Bloom）

本章为尝试将刻意练习整合进其督导工作中的督导师提供一些建议。"督导师"一词在本章中指一种正式的训练关系，在这种关系中，督导师对受督导者的工作负有法律责任。

将刻意练习融入督导工作，包含下列改变：

（1）增强对技术的关注（主要挑战：时间）；

（2）运用主动的学习，而不是被动的学习（主要挑战：约束）；

（3）在压力阈限之上进行工作（主要挑战：维持合作关系）；

（4）充分进行重复（主要挑战：努力）；

（5）让家庭作业成为学习不可缺少的部分（主要挑战：文化）；

（6）通过来访者的疗效评估表现（主要挑战：不要受限于模型）；

（7）处理回避体验（主要挑战：边界的把握）；

（8）对受训者的内心游戏提供支持，使其将刻意练习贯穿于其整个职业生涯中（主要挑战：培养和谐的热情）。

改变 1：增强对技术的关注

刻意练习通过聚焦于特定的具体技术产生作用，这与传统的督导有所不同，传统的督导一般围绕着案例来进行。不过，二者可以兼容。你可以运用案例回顾（与受训者一起观看其最近与来访者的会谈录像）来确定受训者需要练习的具体技术。

主要挑战是确保在你们回顾每个案例之后留出足够的时间来练习特定的技术（如每种技术 15 ～ 30 分钟）。如果你负责很多受训者的案例，你可能没有足够的时间来回顾所有案例并练习技术。在这种情况下，建议你给受训者布置家庭作业，让其练习具体的治疗技术，并且为该受训者单独安排时间，与你或与其他可以充当技术教练的人（如一名更高阶的学生）一起练习技术。

改变 2：运用主动的学习，而不是被动的学习

在刻意练习的环境中，被动体验无论对于治疗师还是教师来说都是不可接受的。刻意练习只发生在受训者主动地练习一种技术（即进行行为演练）的情况下。这与传统督导中注重被动学习（与督导师讨论案例）正好相反。

埃里克松与普尔称其为知识学习与技能学习之间的差异："传统的方法着重于提供正确行动所需要的知识和信息，然后主要依靠学习者应用这些知识来行动。相反，刻意练习则关注行动的表现以及如何改善这些表现。"

关注技术的主要挑战在于自我约束，因为更多时间用于讨论心理治疗理论可能比关注技术更吸引人（例如，讨论个案概念化、治疗方案、心理治疗模型的细微差别、相似的案例，等等）。督导师拥有丰富的心理治疗知识，不经意间就会因分享其知识而占用了督导时间。这在刻意练习中是一种

禁忌。

讨论理论之所以具有吸引力,是因为它比刻意练习让人感觉更良好,也更容易。此时,督导师听上去聪明机智,而受训者也不必面临其技能边缘上的某种缺陷。此外,督导师也不用绞尽脑汁地思考如何根据治疗师个人的技能需要去设计更有效的角色扮演练习。这里有一个简单的经验法则:如果是督导师在谈论,那么受训者就没有在练习。

改变 3: 在压力阈限之上进行工作

刻意练习只有在适当的压力下进行才会发挥效用,即在刚刚越过受训者当前技术的临界点来练习其有所欠缺的技术,这样受训者才能得以渐进地学习而不至于不堪重负。将训练维持在受训者的这种努力水平上面临的挑战是,维持一种与受训者的合作关系,使其感到是自己情愿投入到使自己努力最大化的练习中,而不是被动地服从督导师。这个挑战在督导关系是非自愿的、等级化的、评价性的时候而尤其突出,因为此时受训者无法选择退出督导。这可能引发一个隐蔽的问题,即受训者只是在服从督导而并没有真正付出努力,仅仅是做出一副刻意练习的样子,但是并没有将自己推向紧张的程度。仅仅服从的态度对刻意练习来说是无效的。你的回报与你投入的努力成正比。

受督导者必须感到对这个练习过程具有某种合作性的所有权,否则他们就有陷入被动服从的风险。由于督导具有等级性和评估性,督导师需要与受训者一起讨论他们之间的关系,并邀请对方在督导中采取合作的态度而不仅仅是服从。督导师应该允许受督导者合作性地参与督导工作,以便他们在此过程中感到自己被赋予权力。督导师应该清晰明了地与受训者讨论其督导目标,讨论其对督导方式的个人偏好,以及受训者与督导师之间的关系。

改变 4：充分进行重复

刻意练习只在受训者充分进行重复的行为演练以巩固其所学技能时才有作用。这要求受训者与督导师一起付出巨大的努力。反复地练习那些超过受训者阈限的技能，远比讲授和讨论心理治疗理论更具有消耗性。让受训者一次又一次努力练习同样的技术，可能令督导师感到厌倦，同时令受训者感到挫败。因此，无论对教练还是对受训者来说，都存在一种自然的倾向，那就是回到讲授或讨论心理治疗模型或理论上，因为这比技术演练更令人感到舒适和享受。充分进行重复时需面对的主要挑战是，在整个督导过程中维持高水平的努力。

改变 5：让家庭作业成为学习不可缺少的部分

在关于刻意练习的最初研究中，埃里克松及其同事发现，预测小提琴手技能的唯一变量是其用于单独刻意练习的时间总量。他们指出："这些小提琴手的技能水平与其平均累积的独自练琴时间完全相符。"

不幸的是，单独刻意练习比和一位教练或同伴一起进行练习要艰难得多。受训者独自一人练习时，没有他人为其提供鼓励或对其进行约束。这对心理治疗形成一种明显的挑战，因为不像音乐、运动和其他许多专业领域，我们的领域不具有一种独立练习的文化。在其他这些专业领域中，大家难以想象训练中没有单独刻意练习，但是对心理治疗来说，这却是常态。因此，为了刻意练习能够发挥作用，督导师必须创造一种单独练习的文化，强调聚焦于技能的家庭作业的重要性。可以在每次督导之后布置家庭作业，然后在下次督导中花几分钟时间回顾受训者在完成家庭作业时的体验。要求受训者记录刻意练习日志（参见第 9 章）并在督导中与受训者一起对其进行回顾。

改变 6：通过来访者的疗效评估表现

传统的督导，尤其是其所运用的治疗模型有实证支持的督导，通常将受训者对治疗模型的固守和忠诚当作评估受训者表现的标准。刻意练习则与此不同——来访者的疗效是评估治疗师的表现的最终标准。

这可能让许多督导师不知所措，因为他们在接受训练时被要求对其所运用的治疗模型的固守和忠诚。然而，心理治疗的研究已经表明，对某种模型的固守与来访者的疗效之间几乎没有什么联系。此外，严格而僵化地固守某种治疗模型已被证明对疗效具有消极作用。然而，使用某种模型对心理治疗来说又是必不可少的（参见第 11 章）。因此，在评估来访者的疗效时需面对的主要挑战是避免受限于心理治疗模型。因此，一方面，我们需要使用某种模型来进行心理治疗，另一方面，我们也需要保持足够的独立于模型的自由和灵活性，不因模型的局限而落入盲区。我们需要在这两者之间达到微妙的平衡。

教练应该使用至少三个不同的数据源来评估来访者的疗效，这种基于三角测量的评估更为可靠。最常用的数据有来访者的报告，教练 / 治疗师的判断，常规疗效监测数据，来自来访者的质性数据以及来自来访者周围其他人（如他们的配偶、老板、教师等）的补充信息。关于疗效评估的更多知识，参见第 9 章。

改变 7：处理回避体验

回避体验的问题早在刻意练习出现之前就存在了。多个不同的心理治疗模型（参见第 8 章）都将回避体验视为对治疗师训练过程中的一个阻碍。不过，在刻意练习中，反复聚焦于行为演练（主动学习）是具有情绪唤起作用的，因此回避体验以一种在传统督导中不曾有的方式出现在刻意练习的过程中。实际上，在传统督导中，可能永远不会遇到回避体验，因为其重点在于被动学习（讨论理论或模型），这比主动进行行为演练对情绪的唤起作用要小得多。

刻意练习的情绪唤起作用可以被用于"清洗"回避体验从而给受训者提供良好的学习和成长机会。当然这种效果的前提是督导师能够觉察到刻意练习对情绪的唤起作用，并指导受训者通过练习来觉察发生在其自己身上的这个过程。第 10 章就介绍了这样一个练习。如果督导师自身的回避体验强大到足以让其对该进程视而不见，那他 / 她就无法指导受训者有效处理其回避体验。

处理回避体验的主要挑战是把握边界。聚焦于回避体验是非常个人化的，而且很容易让受训者体验到情感的脆弱性。因此，在督导与心理治疗之间保持清晰的界线十分重要。由于督导常常是非自愿的、等级性的、具有评价性的，因此对受督导者来说，督导确实不是一个恰当的场合，可以让他们像在自己接受的心理治疗中那样分享非常脆弱的记忆、思想或情感（如受虐待的记忆等）。

为了维持清晰的边界，督导师应该专门向其受训者澄清督导与心理治疗之间的差异。例如，督导师可能会说下面这样的话：

> 我们要做一个练习，在练习中我们要观看一段你的会谈录像，我将要求你反思一些你对你的来访者产生的厌恶性的情绪反应。我们这样做是因为这对你学习觉察自身的回避体验很重要。不过，因为这是督导而非心理治疗，我不会要求你明确告诉我你的厌恶性情绪、思想或反应。相反，你可以只是将其写在你自己的个人记事本上。你可以在你自己的心理治疗中对这些体验进行更好的探索。在

心理治疗中，你对治疗过程有完全的控制权，并且不用担心被评判或评价。

改变 8：对受训者的内心游戏提供支持，使其将刻意练习贯穿于其整个职业生涯中

与传统督导相比，刻意练习更多地迫使受训者面对自身的错误与失败。正如第 9 章所讨论的，这个过程存在风险，即使受训者过度受挫并感到士气低落。因此，运用刻意练习的督导师需要比在传统督导中更多地关注受训者的内心游戏。

此处的挑战在于帮助受训者培养和谐的热情，使他们能够开放地、有意识地追寻其热情。受训者正在体验和谐的热情的标志包括几点：他们有能力在必要时中断或离开他们所做的工作一段时间而不感到内疚或懊悔；即便在失败或犯错时，仍能对自己感觉良好；从他们的工作中体验到心流和满足感。如果没有出现这些体验，督导师应该帮助受训者与其自身和工作建立更好的关系。

这种训练的目标之一是帮助受训者形成必要的态度和技能，以使其在自己的整个职业生涯中都将刻意练习贯穿其中。有关专业特长的研究文献显示，这是成为一名自我调节的治疗师的过程。埃里克松指出："当医科学生、实习医师、住院医师获得了这样一组心理表征时，他们就已经成为能够自我调节的治疗师了，即他们有办法在其整个职业生涯中改善他们自己或其所带领的团队的其他成员的表现。"

给处于职业生涯中晚期的治疗师的建议：
终身学习

达到并维持专业特长是一个"终身要求"。音乐领域的顶级表演者和运动领域的顶级运动员在其整个职业生涯中每天都会投入刻意练习。

针对多个领域专家的数十年的研究的最具说服力的发现之一是，工作经验本身对于达到"超越胜任力的水平"是不够的。相反，达到并维持专业表现，需要持续地进行刻意练习。埃里克松这样概括这个研究发现："一旦一位专业人员达到一定程度的技术水平之后，更多的经验本身并不会导致其技能的改善。"

心理治疗领域的情况如何呢？所有心理健康专业工作者都承认贯穿整个职业生涯的持续训练的重要性。利希滕伯格与古德伊尔对**终身学习**的定义为："终身学习是一个连续的支持性过程，该过程激励并给个体赋能，使其能够获得其整个职业生涯所需的知识、价值观、技能及理解力，并自信地、有创造性地、愉悦地在其多种职业角色、情境及环境中应用它们。"

在美国，终身学习一般通过某种继续教育（continuing education，CE）的形式完成。不幸的是，大多数继续教育课程采用的形式对发展甚至维持技能来说都是无效的。心理学家格雷格·纳默尔（Greg Neimeyer）和珍妮弗·泰勒（Jennifer Taylor）在回顾该领域的研究时发现，当代的继续教育形式对帮助心理学家实际改善来访者的疗效方面几乎没有作用，即使有也极少。他们指出："一个核心问题由此产生，我们没有可靠的证据表明继续教育能够转化为可见的更优质的心理治疗或更好的疗效，而这是保证继续教育及其对消费者健康福祉的承诺的基石。"

当前继续教育形式凸显了三个主要问题。第一，继续教育课程一般采用被动学习形式，大量听众聆听一个讲座或观看一个演示。研究表明，被动学习形式是对促进终身学习效果最差的教育方法。

第二，继续教育课程一般是零散进行的，有晚间讲座，有周末工作坊。零散的学习形式对技能的习得或维持是不够的。

第三，继续教育课程一般很少或不包含对参与者工作的观察，因此无法对其表现进行有针对性的反馈，而观察与反馈是技能习得与维持的必要成分（参见表 15.1）。

表 15.1　培训形式

对发展技能有效的	对发展技能无效的
主动学习（通过角色扮演等方式进行行为演练）	被动学习（关于理论的讲座）
与教练的私人关系	听众的一员
对你的工作的直接观察（现场或录像）	没有对你的工作的观察
长期（年）连续学习	零散或短期训练（临时周末工作坊）
周末集中或专心训练，伴随后续会商与表现回顾	独立的周末工作坊，无后续会商与表现回顾

改善终身学习

心理治疗师如何从事更有效的终身学习呢？答案是在整个职业生涯中运用刻意练习的原则。以下是改善终身学习的九项建议：

（1）关注陷入僵局或症状恶化的案例；

（2）使用主动学习的方法；

（3）与教练形成长期的关系；

（4）运用家庭作业巩固学习；

（5）通过来访者的疗效来评估治疗师的表现；

（6）在你的压力阈限之上展开工作；

（7）处理你的回避体验；

（8）使用表现反馈回路；

（9）发展你的内心游戏。

1. 关注陷入僵局或症状恶化的案例

如果我们关注自己需要成长的方面、自己的不足、技术缺陷及盲点，技能习得将取得最佳的效果。只有当面对自己所固守的程序却导致失败时，人们才会主动投入学习和修正技术。

我们绝大多数人都有足够多的盲点让我们通过终身学习来进行改变。回想一下，平均 50% 的心理治疗案例对治疗反应不佳。即便你认为自己是最顶尖的心理治疗师，你仍然有自己的盲点（我们绝大多数人都认为自己是最顶尖的治疗师。在近期的一项研究中，治疗师平均排列自己的工作表现在第 80 百分位数以上）。研究显示，当判断自己所治疗的个案是否存在恶化的风险时，心理治疗师存在特别大的盲点。

当一个人在某个领域积累了一定的经验并获得一定的地位时，承认或察觉自身的盲点便会变得更加困难。相比较而言，正在接受训练的人更容易关注自己的失败，因为他们没有需要保护的自我形象或名誉。对更有经验的心理治疗师来说，保持一种职业上的谦逊和谨慎的态度从而避免过于自信特别重要，这被称作"防御性悲观主义"和"职业性自我怀疑"。

2. 使用主动学习的方法

传统的继续教育主要以诸如讲座之类的被动学习的方式获得知识。知识获取对于心理治疗领域的某些方面来说是重要的，如了解新的法律、条例或伦理规则等。不过，它没有被证明对习得技能或改善临床效果有效。此外，研究表明，经由被动学习而获得的知识常常很快就被遗忘了（这被称作"职业性退化"）。

因此，当选择继续教育项目时，非常重要的是，首先评估有多少时间被用于主动学习，如通过角色扮演练习技能。这是你需要考虑的你实际可以从事技能习得的时间总量。根据埃里克松和普尔的观点，就演奏一种乐器而言，最有效的练习形式应该不仅能帮助你学习演奏，还应该能在实际上帮助你提高自己的演奏能力才对。换言之，如何学习与学习什么同样重要。

3. 与教练形成长期的关系

发现你的个人盲点和成长边界，需要与熟知你及你的工作的人一起进行训练。与你的教练形成一个长期的关系可以帮助你最好地做到这一点。长期观察你的工作可以让你的教练针对你的学习需要和学习风格为你专门量身定制刻意练习的训练，而这不可能通过临时的周末工作坊实现。

4. 运用家庭作业巩固学习

看看其他领域，我们可以发现，绝大多数学习发生在单独刻意练习中，学生可以花时间重复地练习其从自己的教练那里学到的东西。如果你想通过继续教育得到更多的收获，那么请选择那些包含布置家庭作业来巩固你所学的继续教育项目。

5. 通过来访者的疗效来评估治疗师的表现

医学界有一个发人深省的说法："手术很成功，不幸的是，病人死了。"继续教育的终极目标必然是以来访者的疗效为标准来评估受训者的表现是否有所提高。因此，需要选择那些将来访者的疗效作为主要评估方法的继续教育项目。对来访者的疗效进行评估可能非常棘手，因此，我推荐使用多种方法来进行疗效评估（参见第 9 章）。

6. 在你的压力阈限之上展开工作

技能习得就像去健身房健身：如果你没有流汗，就表明这对你没有实际的帮助。所以，不论是参加继续教育项目还是完成自己的单独刻意练习的家庭作业，你都要付出努力才能有所收获。

7. 处理你的回避体验

我们每个人都会有回避体验，因为这是一种普遍的人类特质（参见第 8 章）。任何你没有觉察到的回避体验，都将可能成为限制你的心理治疗技术发展的玻璃天花板。请选择那些能够帮助你识别和处理自己的回避体验的继续教育项目。

8. 使用表现反馈回路

刻意练习通过表现反馈回路发挥作用。你在面对真正的来访者时练习一种技能，然后与教练一起回顾使用它的结果，请教练给予你反馈，这些反馈会让你知道，你接下来要练习的技能是什么。与之相反，大多数继续教育提供的是一种孤立的知识累积，并不会针对随后的表现提供反馈。这就是为何零散的培训无法培养临床技能或影响临床疗效。埃里克松指出："工作坊或甚至一个为期四天的培训对你在工作中实质性的改进而言是不够的。"

9. 发展你的内心游戏

达到专家级水平的最困难的方面大概是内心游戏，即你需要在自己的工作中运用自我调节，表现出坚韧，找到和谐的热情（参见第 12 章）。选择那些能够帮助你改善内心游戏的继续教育项目。阿图尔·贾万德（Atual Gawande）是一名外科医生，他鼓励医学专业人员将获得反馈作为终身学习的组成部分，他也注意到在职业生涯中晚期进行真正的学习需要个人具有极大的勇气：

> 接受教练的指导永远不是一件容易的事，尤其是对那些在其职业生涯中已经做得很好的人。显而易见，我已经成为一位专家级的治疗师，而且我很久以前就结束了被测试和被观察的阶段。许多人认为我应该已经不需要这些了。那我为何还要让自己置身于他人的观察中并被他人指出自己的错误呢？

对刻意练习的质疑

专业特长科学是一个相对年轻的领域。刻意练习的概念数十年前才第一次被定义。尽管这些观念已经被大家普遍接受，但是关于刻意练习对获得专业特长的重要性，人们仍然提出了很多问题和质疑。在本章中，我将对比进行回顾。

很棒的均衡器

一个重要的问题是关于刻意练习的**可及性**。刻意练习的吸引力部分在于它似乎是平等的：每个人付出多少努力，就得到多少回报，达到多高的水平。然而，这只是在假定其他变量都相同的情况下才会如此，不幸的是，生活中很少存在这样的公平。

刻意练习需要时间、金钱、注意力和精力，这些都是许多人甚少拥有的资源。例如，一个研究生若是一位带着幼儿的单身妈妈，她也许会发现自己比没有孩子的研究生更难以投入刻意练习之中。

布鲁姆及其同事研究了 120 位多个领域的专家，他们指出，许多研究对象之所以能获得专业特长，仅仅是由于其拥有显著的环境优势，如成长于一个拥有充分资源的家庭中，这保证其从早年就能获得辅导训练。

此外，诸如性别、人种、种族及阶级阶层等人口学变量也可能影响刻意练习的可及性。研究表明，少数族群的儿童从早年就面临不利条件，导致其在整个受教育过程中受到挑战，包括在获取学校资源和学术机会方面以及教师质量和公平原则等方面的不平等。许多家庭没有必要的经济资源来支持孩子从事刻意练习。同样，教师与同伴的偏见和歧视也可能影响学生在早年敏感阶段的自我认同，从而可能阻止学生拥有必要的信心去追求具有挑战性的职业生涯或从事刻意练习。个体的社会环境（例如，父母和教师提供的鼓励程度）可能对支持寻求刻意练习具有强烈影响，尤其在年轻时。

刻意练习对专业特长来说是必要条件还是充分条件

埃里克松及其同事提出，刻意练习对习得技能来说价值非凡，这个论断几乎毫无争议地被广泛接受。不过，研究者质疑，刻意练习对于获得专业特长来说是必要条件还是充分条件，以及其他变量的相对重要性如何。

在其题为《刻意练习：是否是成为一名专家所需要的全部》（*Deliberate practice：Is that all it takes to become an expert*）的论文中，汉布里克（Hambrick）及其同事指出，其他变量对于培养专业特长或许也是重要的，如遗传智力、人格特点以及开始练习的年龄。他们分析了国际象棋和音乐方面的专家的表现数据后得出结论："刻意练习对于解释在技能表现方面的个体差异来说必不可少，但是并非充分条件。"

同样，阿克曼讨论了那些促进或阻碍培养专业特长的遗传与环境变量，包括智力、身体缺陷、受伤与否、关键发展阶段的早期经验、年龄以及遗传天赋等。阿克曼得出的结论是：大量的练习必不可少，但是对专家／精英级的表现来说并非充分条件。

其他研究者质疑获得专业特长所需的刻意练习数量。在研究了国际象棋专家的数据之后，坎皮泰利（Campitelli）与戈贝（Gobet）发现了有力的证据，表明充分的刻意练习必不可少（但是并非充分条件），并且估计出达到大师级水平所需的最小刻意练习量是 3000 小时。与其他对刻意练习提出质疑的研究者类似，坎皮泰利与戈贝也提出，其他许多遗传与环境变量对达到专家级表现来说是重要的，包括一般智力、利手（即习惯使用左手还是右手）、出生季节以及关键发展阶段的经验。

关于"练习"值得商榷的定义

针对上述观点，埃里克松及其同事发表了大量文章予以反驳。其中一个主要的潜在问题是对"练习"一词的定义。《韦氏词典》对练习的定义是"为了在某事上变得更好，反复地做某事"。不幸的是，研究表明这个定义值得商榷。尽管反复做某事可能导致某种技能具备基本胜任力的水平，但是在此之后的简单重复并不会提高其熟练程度，而且极少导向专业特长。

麦克纳马拉（Macnamara）、汉布里克（Hambrick）与奥斯瓦尔德（Oswald）的一项近期研究也涉及该问题。他们比较了有关刻意练习的 157 项研究，这些研究涉及五个领域，即音乐、竞赛、运动、专业领域以及教育。他们通过对这些研究的分析，得出结论：刻意练习是重要的，但是并没有大家所争论的那样重要。值得注意的是，他们分析发现，刻意练习只能解释不到 25% 的音乐和运动领域中技能上的差异。不过，他们的分析存在一个主要缺陷：作者使用的"刻意练习"一词包含了范围广泛的活动，而这些活动并未被证明提高了当事人的成绩和表现。例如，有些研究包括比赛中用于对抗的时间。比赛中的对抗是表现，但并非是刻意练习，因此无法提高技能的熟练程度，使之超过基本的胜任力水平。

许多人认为自己已经在从事刻意练习，因为他们使用与词典相同的方法来界定练习："为了在某事上变得更好，反复地做某事。"这个问题对心理治疗而言尤其中肯，因为我们有一个传统假设，即工作经验本身必然导致我们临床表现上的改善。实际上，我们使用"心理治疗实践"一词来描述我们的工作，而不是提高我们工作效果的努力。模糊的练习定义可能会妨碍我们以提高为目标进行的努力。

埃里克松与普尔尝试处理这个定义模糊的问题，他们在最近的一本比本书稍早出版的著作中重新界定了刻意练习。他们将刻意练习一词留给"已经发展得比较健全的"领域，这些领域通过两个条件来予以界定。第一，必须对"优异表现的客观标准"有广泛的共识，而且已经有一系列达到顶级水平的人，即这些人已经达到专家级水平。第二，必须有可靠地改善成绩表现的训练方法，以及知道如何运用这些方法帮助学生学习的教师。借用一个来自心理治疗研究文献的术语，这些训练方法是具有实证支持的。埃里克松与普尔使用**有目的的练习**一词描述这样一些练习活动，这些练习活动符合前面提到的刻意练习的标准，但只是被用在没有完全发展的领域中。他们将刻意练习一词仅用于描述"既有目的又有**明确指南的**练习……即以最佳表现者获得的成就，以对这些佼佼者为了达到卓越做了什么为指南"。埃里克松与普尔将二者的差异概括为"刻意练习是知道去往何处以及如何抵达那里的有目的的练习"。

为了避免混淆，我在本书中保留了刻意练习的原始定义。不过，我认为埃里克松与普尔的论点对于心理健康领域特别重要。首先，我们非常需要就什么是专家级别的心理治疗达成广泛的一致，它首先应该基于来访者的疗效（参见第 5 章）。不幸的是，评估一位心理治疗师的治疗效果比评估一名运动员或国际象棋棋手的实际表现更加棘手。心理治疗的许多效用难以察觉或需要经历长时间后才能显露出来。我们需要针对治疗结果的测量工具来准确可靠地捕捉这些效用。其次，我们需要进行研究，以确认那些能够可靠地产生练习效用的刻意练习方法，并且我们需要教授临床督导师与教练如何使用这些新的训练方法。

展望

在本书中，我探索了如何运用专业特长的科学来改善心理治疗的效果。在第一部分中，我回顾了这个进程是如何开始的：通过承认自己面对的挑战和失败，即那"其余的 50%"的案例，以及运用刻意练习的原则进行训练：

（1）通过录像观察我们自己的工作；

（2）从教练那里获得专家反馈；

（3）设定刚刚超过我们能力的微小递增性目标；

（4）对具体技术反复进行行为演练；

（5）通过来访者报告的疗效持续评估我们的表现。

在本书的第二部分中，我探索了心理健康领域能够从其他领域的专业特长科学学到什么：

- 我们运用个体来访者的临床疗效作为我们工作最有效的实证基础（参见第 5 章）；

- 我们的最佳学习途径是聚焦于刚刚超过我们现有能力的特定可递增的技术并反复进行练习（参见第 6 章）；

- 通过观看录像回顾我们的工作，我们最大限度地从自己的临床经验尤其是临床失败中学习（参见第 7 章）；

- 我们通过发展情绪的自我觉察与非反应性，处理我们自身的回避体验（参见第 8 章）。

本书第三部分提供建议，帮助你开始尝试建立自己的刻意练习程式。

在第四部分中，我探索了在通向专业特长的艰苦道路上维持士气的方法（内心游戏），还有给处于所有职业生涯阶段的治疗师的指导意见——从新手到成熟的独立开业的持照心理治疗师。

展望

为了让我们的领域尽量利用刻意练习，我们需要大规模的研究项目来检验哪些特殊技术能稳定地导致来访者的疗效的改善，以及如何最佳地练习这些技术。在第 5 章中，威廉·麦加赫描述了医学教育领域的这一进程。

幸运的是，在这个方向上已经有了一些充满希望的研究进展。然而，对心理治疗刻意练习的科学研究以及科学地制定刻意练习的方法需要大量的努力，需要数十年的工作才可能有结果产出。但是，与此同时，我提议，我们不该坐等这些科学研究的结果，而是应该现在就开始把刻意练习应用到我们的心理治疗领域中。

绝大多数应用刻意练习的领域使用的是先于科学方法介入的方式，也没有受益于专业特长科学。例如，古典音乐与竞技体育在数个世纪之前即已形成有效的刻意练习方法，远在这些领域的任何专业特长的科学研究之前。实际上，《剑桥专业特长与专家级表现手册》中回顾的所有领域几乎都在未获得科学探究助益的情况下形成了其独特的刻意练习方法。

先驱者

谁开发了这些刻意练习方法？他们是每个领域中不断对练习方法进行试

误和修正的先驱实践者与教师。埃里克松将这些人称为"探路者"——这些人通过大量的刻意练习，将其个人的技能发展到一个很高的高度，这也促使他们把其个人的经验重新定义并扩展到其所在的整个领域，从而使这个领域的所有其他人都有可能获得他们所具备的技能高度。埃里克松指出："研究了许多创造性天才的案例之后，我很清楚，这些先驱在为推动其领域的边界并为其所在的领域创造新方法方面所做的努力，非常类似于他们自己最早为到达该边界所做的。"

谁将开发心理治疗领域最初的刻意练习方法？**将是我们**。我们就是心理治疗领域刻意练习的先驱者。我们每个人都是一个如何改善临床训练方面的研究案例。我们可能是第一代将刻意练习原则融入临床训练之中的心理治疗师。

假如通过坚持不懈的试误，我们成功了，那么未来几代的心理治疗师也许比我们今天能梦想到的更加有效。正如在那么多其他领域中所发生的那样，今天的顶级临床治疗师的水平可能就是明天的基线。

在 20 世纪，我们的领域主要关注于确定哪个治疗模型是最佳的。让我们迈出下一步，在 21 世纪来学习如何使每一名治疗师在临床方面都能变得更有效。

选择一个你觉得适用于自己的模型，记录自己的治疗工作，找到一位好教练，开始**练习**。

后记

本书初稿完成后，我将其送给朋友和同事们，寻求他们的反馈。其中一位是西蒙·戈德堡，他是一名研究生。他就来访者的疗效对治疗师临床技术的发展方面进行了第一个大规模的纵向研究（参见第1章）。西蒙是一位禅修者，具有特殊的禀赋，可以始终从全新的角度来开展心理治疗研究（在禅修术语中叫"初心"）。在西蒙就初稿提出的问题中，有一个特别有价值。他问道："**你的**那'**其余的50%**'怎么样了？你自己的刻意练习工作改善了你的治疗结果吗？"

真相是，我还不知道，至少在实证的层面上不知道。这是因为，自从以心理治疗师身份工作以来，我在不同的工作环境之间频繁变动。持续追踪临床效果随着时间的推移而产生的变化，需要在相当长的一段时间里在一个工作环境下会见许多来访者，而我没有足够的时间在一个地方做到这些。尽管我**感觉**好像自己的治疗效果在变得更好，但是我却没有数据来予以证实。正如我在第1章中所回顾的那样，我们对自己的工作效果的主观判断受到强烈偏见的支配，所以这种判断本身不是非常可靠。因此，我对自己的主观判断足以证明自己的治疗效果改善这一点持谨慎的态度。我需要实证数据的佐证。正如我在序言中提到的，本书并非一位大师级治疗师的胜利环游。

在临床技术发展上缺乏实证数据，这并非我独自一人如此。正如第5章所讨论的那样，迄今为止，鲜有研究立足于对来访者疗效的实际影响来探索心理治疗师的技术是否随着时间的推移而改善。极少有治疗师常规性地追踪其来访者的疗效。这并非起因于回避，因为我们中的大多数人都想更多地了解自己的治疗效果。不如说，这是因为心理治疗文化中存在的一个盲点。我撰写本书的主要目的之一，就是希望这个问题得到更多的关注。我希望从现在开始的十年时间里，我们将会发展出成熟的方法，可以帮助治疗师更准确地追踪其临床效果及其所接受的督导和训练的效果。

正如第 9 章描述的那样，我三十出头的时候，有两个主要目标：攀登位于优胜美地的酋长岩和成为一名伟大的心理治疗师。五年后，我攀上了酋长岩。现在，十年之后，尽管付出了相当大的努力，我仍在成为一名优秀的治疗师的道路上奋斗，更别提成为伟大的治疗师了。成为一名更好的治疗师是我迄今为止所尝试过的最艰苦的事情。然而，这也是最有价值的事，每一天，我都因为在追随这个目标而感到难以置信的幸运。

附录　录制心理治疗视频

录制视频已经被广泛认为是多种心理治疗模型中改善临床训练和督导效果的有用工具。值得注意的是，这其中包括心理动力学督导，其先前位于对录像最为警惕的队伍之列。

选择一款录像机

经济型的数码录像机适合录制心理治疗的会谈。花费 200 美元以内（折合人民币 1000 多元）即可购得。推荐使用已经在市场上销售一年以上的经济型数码录像机，因为更新或更高价的录像机可能采用更新的数码格式，所以可能会造成与播放设备无法兼容（如你的电脑）。出于安全考虑，治疗师应专门使用一台设备录制心理治疗视频。该录像机应该只用于这个目的，并与其他的心理治疗记录锁在一起。

音频

大多数经济型录像机的音响品质对录制心理治疗会谈来说已足够好。如果需要更高品质的音质，可以选择带有外置麦克风接口的录像机。

视频播放

视频可以在多种设备上播放，包括电脑和现代的电视。推荐使用 VLC 媒体播放软件在电脑上观看视频。

数字化视频的存储

视频可以直接存储在录像机里或转存到电脑硬盘上。如果在电脑中存储视频，治疗师应该为电脑设置一个加强密码并将文件设置为在电脑处于非使用状态时自动加密。一个好的选择是将录像存入一个会给文件自动加密的便携式硬盘。这种硬盘要求使用密码才能进入，并在与电脑断开连接时自动加密。这有助于确保安全性，因为即使是便携式硬盘也有遗失或被盗的风险。

画中画视频

治疗师也许希望通过"画中画"的视频既看到自己也看到来访者。最简单的方法是在来访者的身后放置一面大镜子，让其对着摄像机，这样，治疗师就可以出现在镜头中了。画中画视频也可以通过多台摄像机或输入视频程序软件的网络摄像头来完成。这需要额外的开销，或需要技术专家来处理。

移动设备上的视频

许多移动设备（如智能手机、平板电脑）都具有视频录制功能。不过，治疗师应尽量避免使用移动设备录制心理治疗会谈，或在使用时要非常小心。这是因为移动设备可能比其他记录方法对安全和保密造成更大的威胁。

移动设备是窃贼的常见目标，并且容易遗失。此外，移动设备一般具有预先安装的软件，可以自动将视频备份发送到网络云端。治疗师也许没有意识到该备份软件正在运行或也许不知道如何将其关闭。如果一台移动设备被用于录制心理治疗视频，则应该禁用其网络连接，该设备应该专门用于本目的，让设备加密处于打开状态，并且该设备应该与其他心理治疗记录锁在一起。

知情同意

录制视频之前，应该获得来访者的书面知情同意。这可能涉及相应的法律和监督条款，但具体适用哪些条款则取决于你的具体情况。关于该主题的更多信息以及知情同意书表格模板，可在网站上搜索获得。

如何向来访者介绍视频录制

以下是我自己就录制视频事宜向我的来访者做出的解释：

> 每个人都有盲点并会犯错误。这可能发生在任何人身上，也可能发生在任何领域。我的策略是从临床专家那里获得连续反馈来帮助我看到能更好地帮助你的机会。这有点像例行审计。任何人如果工作得足够长久而没有接受审计，都可能会产生问题。获得专家对我的工作的反馈，有助于我对你的帮助。

致谢

如果不是我有幸从他人那里获得慷慨的指导和鼓励，本书的撰写及我个人的刻意练习之旅是不可能发生的。斯科特·米勒是其中首要的一位。斯科特是一位真正富有远见的人，并且从不满足于现状。他始终领先于这个领域的其他人十年，是第一个看到专业特长科学如何有益于心理治疗的心理学家。斯科特在国际临床卓越中心（International Center of Clinical Excellence）的团队引领着将刻意练习引入心理健康领域的努力。他对改善疗效的追求孜孜不倦，他时时刻刻以来访者为中心，关注其从治疗中获得的进步。他的这些行为在我的整个职业生涯中激励着我，并通过我惠及我的每一位来访者。

除了斯科特，我还极为有幸地曾与罗德尼·古德伊尔（Rodney Goodyear）和布鲁斯·万普尔德一起工作，编著有关心理治疗中的刻意练习的图书。我从他们那里学到很多，不仅就刻意练习方面，还有如何更科学地处理心理治疗结果与督导的研究。我很幸运，获得了如此才华横溢的资深心理学家的慷慨指导。

本书基于最初由 K. 安德斯·埃里克松于 20 世纪 90 年代形成的观点，以及他随后数十年间撰写的大量著作。埃里克松博士为本书提供了富有价值的建议，我为此非常感激。在其他主题中，埃里克松对不同形式的练习进行了区分，包括朴素的练习、有目的的练习与刻意练习之间的区分（参见第 16 章）。彻底讨论这些不同练习的定义超出了本书的范围，对此感兴趣的读者可以参考埃里克松与普尔对这些主题的深度回顾。

威廉·麦加赫也为该课题提供了重要的帮助。如我在第5章中所回顾的，麦加赫博士是运用刻意练习改革医学训练的主要倡导者之一。他在医学领域的先驱性工作，对我们接下来数十年在心理治疗领域中可能有希望实现的目标来说，是一个榜样。我还要感谢达里尔·乔对该主题的启发和建议。达里尔开展了关于刻意练习与心理治疗的第一项实证研究，让我看到这个领域的潜力。除此之外，还要感谢诺亚·影山的慷慨协助与鼓励。

艾伦·阿巴斯、帕特里夏·科格林和约恩·弗里德里克森以多种方式帮助了我。首先，他们是心理治疗师的典范，这些治疗师不知疲倦地改善自己的临床技能并公开讨论自己的治疗的疗效。此外，他们都愿意与我讨论他们个人的训练方法。艾伦与约恩提供了非常重要的临床督导，极大地帮助了我的临床工作。同样重要的是，帕特里夏第一次为我提供了真正一流的心理治疗体验。约恩是第一位向我展示如何将刻意练习原则用于心理治疗督导的心理治疗师。我深深感激这三位同行。

本书基于两个重要研究领域的交集：心理治疗的疗效与临床督导。我非常幸运地受益于这两个领域的心理治疗研究者所提供的鼓励和指导。贾森·惠普尔，常规疗效监测的研究者，为本书的每个章节都提供了重要的建议。迈克尔·埃利斯和埃德·沃特金斯撰写了一些关键的临床督导文献，这些文献是本书的基础。他们对我的职业生涯有重要的指导，对我写作本书也有很多鼓励。

我还要感谢实验本书训练项目的治疗师，包括接受我督导的治疗师以及参加我的刻意练习课程的持照治疗师。他们的好奇心和勇气对我是一种鼓舞。本书第三部分和第四部分的许多信息来自他们实验刻意练习的经验。

乔治·齐默（George Zimmer）是我在劳特利奇（Routledge）的出版人，他在阅读本书的草稿时即看到其潜力，并在出版过程中提供重要的建议。莱恩·斯佩里（Len Sperry）、尼古拉斯·拉达尼以及一位匿名评论者为完善文本提供了鼓励和有帮助的建议。乔安妮·弗里曼（Joanne Freeman）为本书的每个部分提供杰出的编辑建议。纳特·库恩（Nat Kuhn）指出在本书草稿中存在的重要问题，并帮助我重回正轨。奇普·库珀（Chip Cooper）与西蒙·戈德堡就文本提出问题，并帮助我澄清重要观点。珍妮弗·卡拉汉与她的两位匿名研究生提供了富有洞察力的建议和鼓励。唐普·雷斯顿（Dawn Preston）与阿莱娜·克里斯坦森（Alaina Christensen）为本书的编辑和校对做出了重要贡献。

完成本书的核心动力是我的家庭。我的妻子劳拉·普鲁格（Laura Prugh）是启发灵感的成功科学家的榜样，她教会我如何以冷静的方式处理研究与数据。我可爱的女儿，伊芙琳（Evelyn），时刻令我开心，并不断为我如何做一个好父亲提供即时反馈，令我保持谦逊。

最重要的是，本书基于我与来访者的工作。就心理治疗而言，他们的勇气、努力、坚持及反馈比其他任何事教会我的都多。我对他们怀着无限感激之情。